Ⓢ新潮新書

里見清一
SATOMI Seiichi

医者と患者のコミュニケーション論

638

新潮社

はじめに

コミュニケーションに関することを、書きたいと思っていた。私にとってそのそもそもの始まりは癌告知であるのだが、そう言うと我ながらあまりにベタな話のようで、ちょっと気が引ける。その言訳から始まるのでこの序文は長くなると思う。

癌の患者さんに病名告知を行うのは、今となってはごく当たり前になってしまったようである。

以前は、「本人に癌だと言うなんてとんでもない、信じられない」という見解が一般的であった。これはついこの間までそうだったから、読者諸賢にも覚えがおありだろう。

私は、比較的早くから病名告知を行って来た医者の一人で、その経緯の一部は本文にも書いたが、ずいぶんと抵抗も強かった。田舎者である私の母は、「お前は人非人か」と言わんばかりに私を非難していた。

世の中の出来事は大抵そうだが、アメリカでは、一足先に癌の告知がされるようになっていた。しかしそれは建国以来の伝統なんてことではない。これに関しては非常に有名な報告論文があって（Novack DH, et al. JAMA 1979; 241: 897）、1961年にはアメリカ人の医者で癌の告知を「しない」のが88%、それが1977年には「する」方が98%と完全に逆転したということである。この理由について詳細に述べ始めると長くなるのでやめるが、1977年の調査に回答した医者は「社会の変化」を第一の原因に挙げているそうである。

ちなみに、「どうして先生は告知をする（もしくはしない）のか」、と聞かれて、1961年の「しない」医者も、1977年の「する」医者も、「臨床での経験から」、というのが一番多かったそうである。もう一つ、1977年では、「大学でそう教わったから、病院でそうトレーニングを受けたから」という回答もかなりあったが、1961年ではそういう答はほとんどなかった。

つまりは、1961年当時、医者は「自分の経験」から告げない方が良いと考えていたのだが、1977年になると、すでに告知は「するのが正しい」と「教えられ」ており、また医者自身の経験でもこれに違和感がなかった、ということである。よってこの間に、病名告知が「当たり前」になるという変化が起こっていたのである。

日本で癌の告知が一般化したのがいつ頃だったのか、正確に示す報告資料は手元にないが、私自身の経験からいえば１９９０年代であったはずである。本文でも書いたが、１９９０年、私が横浜の市中病院で、上司の部長とともに肺癌の病名告知を始めた時は、院内はもとより、他の研究病院からも好奇の目で見られた。

当時すでに、「アメリカでは一般的」だったのであるから、日本でも早晩そうなるだろう、ということは誰もが予想していた。だけど実際にはどうやればいいのか。人がやっていないことをおそるおそる始めるのは、それなりにスリリングであった。なんとかうまくいった最大の要因は、その病院での呼吸器科の面子が、私と部長の「確信犯二人だけ」だったからだろう。大所帯でいっぺんに、もしくは五月雨式に始めていたら、問題が噴出して事なかれ主義の役人（私のいた市立病院の事務職は市の人事の一環であり、みな市役所から「出向」していた）に潰されていたかも知れない。

数年の間は、私達と同じく、日本中で試行錯誤していたようである。一例を挙げると、がんセンターに勤務していたＧ先生がある東京都下の私立大学の外科教授に転出されたのは1993年のことである。赴任早々、G先生は60代の女性の患者を診察した。一人で受診したその婦人は明らかな胃癌であり、紹介医は本人に何も言っていなかったが、患者はそのことに薄々気がついていた。G先生が聞いてみると、本人はある大きな病院の看護部長まで勤め上げた立派なナースだったそうだ。

患者は、「自分の病気のことを知りたい」とG先生に訴えた。G先生は、懇切丁寧に病気のこと、治療のこと、今後のことを説明し、患者は先生に感謝して帰宅した。

次の日、患者の息子という男が病院に怒鳴り込んで来て、「ここの病院は患者に癌だなんて言うのか！」と、窓口でわめいたそうだ。話は病院長にまで伝わり、へっぴり腰の病院長は「なにせG先生は赴任して間もない、まだ若輩の教授でして……」と謝罪した。「この患者に、あの状況で、本当のことを告げるのは当然のこと」と反論しようとしたG先生は後ろから口を塞がれたという。

数年後。私ががんセンターに医員として就職したのは1996年であるが、その年に「告知」に関するシンポジウムが開かれたと記憶している。登壇して喋る医者どもはみんな、「告知は必要だ」「私はこう告知する」という話ばっかりで、聴講していたがんセンター名誉総長のS先生が、「誰か一人くらい、癌は隠すべきだ、自分は言わない、という奴はいないのか。俺はそういう主張も聞きたい」とぼやいていた。私らがおっかなびっくり始めてからでもたった6年、G先生の大学で病院長が「告知は若気の至り」と言い放ってからわずか3年、アメリカと同じ、もしくはそれ以上のきわめて短期間のうちに、状況は一変していたのである。

実は、「本人に言うなんてとんでもない」の時代から移って、告知そのものは一般的になった頃、家族からの苦情としては「本人に告げるのに、あの言い方はないだろう」というものが結構あった。そしてその中身は、「オブラートに包んで、やさしく、なるべく本人に衝撃を与えないように、深刻には言わないで欲しい」、とか、「癌だと告げるにしても、治ると言って欲しい」などというような、要するに「病名自体は仕方がないが、内容ではウソをついてくれ」というものが多かった。

インターネットその他の情報の氾濫で、なかなかそういう「内容でウソを言う」ことも難しくなってきた。また患者の自己決定権を尊重するなんて建前論からすると、真実を分かってもらわないと正しい決定に導くこともできない。そんな事情から、この手の苦情も少なくなって来た。かくして、大手を振って「事実の告知」がされるようになったのである。今は誰もそのこと自体に異論を唱えない。かつて私を人非人扱いした私の母でさえ、「社会の変化」はそういうものだと承服したようである。

しからば、情報の壁が取り除かれて、患者と医者の間のコミュニケーションは円滑になったか、というと、ぜんぜんそうはなっていないのである。それは、本書にも出てくる私の二人の畏友であるK子先生こと佐藤恵子・京都大学准教授や久保田馨・日本医科大学教授も、また「わが編集者」石井昂・新潮社常務も、一様に指摘し慨嘆することである。どうしてなのか。

最近、復刻された文春文庫『「常識」の研究』（山本七平著）を読んだら、このような話が書かれていた。戦後アメリカでは、人々はみな、平和・人道・博愛・反戦・人権・差別撤廃・最低賃金制の確立そして社会福祉の充実など、立派なスローガンを口にし、実際にその一つ一つが達成されたのに、全体としてアメリカ社会は悪化の一途を辿っている。社会を良くしようという努力がすべて裏目に出て、そのたびに社会が崩壊していったとしか結論できない。

これは、少なくとも建前上は「患者のためを思って」、「患者の権利のために」やってきた一連のことが、ちっとも患者の利益になっていないのではないか、という我々の状況と似通っていると、私には思えてならない。

考えてみれば、昭和の時代、癌の病名を隠すのだって、医者は「患者のためを思って」そうしていたのである。その時の患者と今の患者が、どこがどう違うというのだろう。同じ患者に対して、180度違うアプローチをすれば、どこかに軋みが出て来て当然である。

それは「社会の変化」のためだから、しかも「良い方への」変化なのだから、全体として良い方へ向うのだ。そんな考え方は、やはりどこか、前提からして間違っているのではないだろうか。

以前、病名を隠していたとき、医者はそれを後ろめたく思っていたはずである。もしくはそう思わなければいけなかったはずである。そうでなくて、「隠すのが当然、それが患者のためだ」と考えていれば、医者は傲慢になる。患者を同じ人間として見なかったという批判がもし当っているのであれば、それは「患者のために、自分たちは良いことをしている」という信念が元凶ではなかったか。私は実際に当時の医者が「良いことをしていた」かどうかを疑問視しているのではない。「当然そうしている」という思い込みが悪かったのではないかと言っているのである。

同じことで、病名を告げる場合でも、それを「事実を隠さず告げるのは患者のためである、患者の人権を尊重しているのである」と当然視すると、我々は傲慢になる。あとは昔と同じような失敗の道が続くだけだろう。本書を含め、私は自分の書いたものに何度も引用したが、曽野綾子さんがおっしゃるように、まことに、後ろめたさは大事である。

社会は変化しても、人間の心理もしくは中身はそうそう変化しない。私は、最初の新潮新書『偽善の医療』以来、それを「人情」と呼んで来た。人情は変わらない。数百年スパンなら変わるかもしれないが、日本で癌の告知が一般化するようになった10年弱の間くらいだったら、ほぼ同じであって当たり前である。「社会の変化」に囚われたり、言訳にしたりするのはやめようではないか。

本書は、今も続く月刊誌「新潮45」の連載「日本のビョーキ」に、この連載としては初めて、同一テーマで書き連ねたコミュニケーション論である。コミュニケーションについての話は腐るほど巷に溢れていて、就職活動等でも「コミュニケーション力」なるものが最重要視される時代だそうである。とはいえ、みんながそれに長けてきたのかというとそうではないのは、上述のように、医者が全く上手くなっていないのと同じであろう。

内容のかなりの部分は、「癌を告げていなかった時代」を知らない研修医に対して教えるような口調で書いているが、もちろんそれが主眼ではない。ニコロ・マキアヴェッリは『君主論』をウルビーノ公ロレンツォ二世・デ・メディチに献上したそうだが、実のところは世の中一般に向けて書いた（統治原理をバラした）という説もあるそうだ。ある特定の人物もしくは集団に向けて、という体裁を採ると、遠慮なく本音もしくは真実を書くことがやりやすくなる。烏滸《おこ》がましいことであるが、そういうわけで本書は、医者版『君主論』を気取っている。


私事であるが、この4月に事故で父を亡くした。年を取った最近の父は、私に何か頼むのも気弱で遠慮がちであった。そんな父に対して、私はともすると叱りつけるような口調になるのを自覚していた。そのことをいつか詫びるつもりでいたが、実際にそうできたのは、意識の戻らぬ父の耳元で囁く時になってしまった。

わが父とさえまともにコミュニケーションが取れぬのにこんな本を出すのか、と忸怩たる思いもしないではない。だからこそ、というわけでもないが、本書を亡父と、ずっと私のことを見守ってきた、もしくは睨みつけていた母に捧げることをお許しいただきたいと思う。

平成27年10月

里見清一

1 「面倒」こそがコミュニケーションの本質

電話以前のコミュニケーション

私が若い頃に購読していた米誌「TIME」の中で、史上最大の発明は何か、やはり電話だろう、という記事があった。今だったらスマホとかなんとかいう主張もあるかも知れないが、それにしたって電話の延長線上の代物なのだから、本家に「史上最大」の称号を贈っても間違いではなかろう。

電話が発明される以前、人はどうやってコミュニケーションをとっていたか。リアルタイムで話をつけるには会うしかない。江戸時代まで戻らずとも、明治大正の昔は、客は予告なしに突然現れ、主が不在であればそのまま文句も言わずに帰ったのだそうだ。通信手段がなければそれが当たり前というのは、理屈では分かるが、感覚的には理解しがたい。せめて手紙でアポくらいとらなかったのだろうか。

桂米朝師演じる落語「京の茶漬」を聞くと、この辺のことがなんとなく分かる。京都の女は、客が帰る時に「なんにもおへんけど、お茶漬でも」というカラ世辞を言う。言われた大阪商人、初めのうちはその度に断ったのだが、向こうはハナからご馳走する気なんてないのだと気がつき、ムカついてくる。それではこの「茶漬」を食ってやろうと、「わざわざ電車賃使うて」京都に乗り込む。よってすでに電車は動いていた時代の話になっている。

表向きの用件は、その家の主に話があるということなのだが、主は不在で奥さんつまり「茶漬の女」が対応する。大阪商人は、ちょっと前に京都のご亭主が大阪を訪問したこと、そしてその時に自分が酒肴を振る舞ったことを力説するが、女は平然と受け流す。大阪商人は、「その時に思い出してたら、こないして出て来ることなかった……今日かて、(大将に)お目にかかったら、10分もあったら片付くようなことやねんけども」と言っている。ははあ、そうすると、やはり、手紙で知らせてアポを取るというようなことではないのだな、ということが察せられる。

手紙で予約を取ろうとすると、①これこれの件で会って話したいが、ご都合は如何、

②この日とこの日ならば都合がつく、③それならばその日でお願い、と、最低三度は通信する必要が生じる。なかなか折り合いがつかないとなるともっとやりとりをしなければいけない。そのくらいだったらむしろ、面談は諦めて最初の手紙で用件を伝え、書簡の往復で解決した方が早い、ということになる。

かくして「10分で片付く用事」でも、実際に顔を突き合わせて話そうと思ったら、出向くしかないのである。そうなるとどうしても、そういう「ちょっとしたこと」のため、飯を喰わせたり酒を飲ませたりする付き合いが生じてしまう。シブチンの京都人はそれを嫌がってカラ世辞で逃げようとするのである。

無神経なＰＨＳ

このような付き合いを見て、人情が細やかで羨ましい、今はそういうのが失われた、と嘆くほど私は馬鹿ではない。そんなの、やってられない。京都人ならずとも、電話ができて、10分の用事が10分で済ませられ、余分な手間や出費が省かれる方が有難いに決まっている。

めでたく電話の時代になった。しかし電話というものは、掛ける側にとっては便利でも、掛けられる側にとっては、時として非常に迷惑である。とにかく、すぐに出ないといけない。その時何してるか、なんておかまいなしである。

医者は、とにかく呼び出される存在である。手術中の外科医なんかは例外として、我々は常に院内でＰＨＳをもたされる。いつどこから掛かってくるか分からない。最も頭が痛いのは、患者や家族に、非常にシビアな話、例えば癌の告知とか、治療が無効だったとか、もう予後が限られているとかいうことを伝えている際にＰＨＳが鳴ることである。その場の雰囲気は一気に険悪になる。

以前ポケベルの時はまだ、呼び出されてもこちらから掛け直すまで向こうは待ってくれた。だがＰＨＳはとにかく一回は出ないと何度でもコールされる。無視して切ってしまうと、下手すると私用の携帯電話にまで追手がかかってくることがあるので油断がならない。

大体が新人ナースかなにかが、ごくつまらないことが分からず自分だけパニックに陥って呼び出しにかかるのである。古手のナースも、「分からなければ先生に聞け」と「指導」しているから始末が悪い。「知らないことはすぐ人に教えを乞え。聞くは一時の恥、聞かぬは……」と最初に唱えた奴は一体誰なんだ、いたら絞め殺してやりたい。たった今悪い知らせを聞いて涙ぐんでいる患者や家族を前にして、きつい口調でＰＨＳに「そんなことで一々呼びつけるな！」と言うわけにもいかない。必死に押し殺した声で一言、「面談中。後で」と言って切る。

ところが強い言葉でたしなめてはいないので、これでは事情を呑み込めない、鈍感な奴もいる。そういうのは、患者との話が長引いてしまうと、待ち切れずにもう一度ＰＨＳで呼び出してしまう。すっかり白け渡って重要な話も途中打ち切りになり、ナースステーションに帰る。これじゃあ、どうしたってその新人をつかまえて、「下らんことで何度も呼ぶな！　ちょっとの時間が待てないのか、このバカ」とか怒鳴りつけることになるのも、仕方のないことだろう？　これでどうして私が「里見先生はすぐキレる」なんて言われないといけないのだ？　え？　それでもオレが悪いの？

以前、私の勤務していた病院で院内ＰＨＳを導入した時、私の上司だった部長は、自分よりも目上の、たとえば院長とかいう存在に対しても、「あいつは平気でＰＨＳを鳴らしよる。無神経な奴や」などと冷たく評価していた。その院長は院内報で「ＰＨＳが導入されて非常に便利」と能天気に書いていた。これはどうみても（性格の善し悪しは別にして）この部長の方が、人間への洞察力が深い。

そしてメールになった。すぐに出なくてもいいのはメールの特長である。だから送る方も、「今は都合が悪いのではないか」なんて心配しなくてもよくなって、ぐっと気楽になる。また電話では、特に頼み事なんかをする際には、相手の機嫌がどうか、こちらの言うことにカチンときたりしていないか、おっかなびっくりのところがあるが、メールはどのみち相手の反応がリアルタイムで確認できないのだから、「出方をうかがいながら」なんて高等な技術を使う必要もない。

だから楽になった。もちろんそれはめでたいことなのだが、楽になるとあら不思議、コミュニケーションのレベルは下がるのである。実際、頼まれ事をされる側になるとよく分かるが、電話よりもメールでの依頼の方がはるかに無神経で失礼なことが多い。もしくは、そう感じてしまう。特に面識のない人からのものはそうである。

「その場の雰囲気」の意味

がんセンター時代、私はよく、末期に近い患者を他の病院に送る、ということをしなければいけなかった。患者の側が納得しても、受入れる病院側にとってはあまり良い話ではない。そういう時、私は必ず、自分で相手のドクターに電話を掛けて頼んだ。これは実に神経を使う、きつい仕事で、電話口で嫌味の一つも言われることも多かったが、逆に、そういう反応を確認しつつ、ひたすら下手下手に出ると、相当の確率で引き受けてくれた。向こうも電話口で「直接」断るのは気が引けるのである。一方、電話をせず、丁寧な紹介状を書いて患者に渡して他院を受診させた同僚の場合、患者が、もっと丁重な断り状を持って舞い戻ってくることが多かったようだ。

山本夏彦翁は、奥さんの病気のために紹介状をもって大病院を受診し、そこの医者の対応から、「手紙による紹介だから、この主治医と自分（紹介された医者）の人脈はないに等しいとほのめか」されたと書いている（『冷暖房ナシ』文春文庫）。翁も「手紙のほうが丁寧ではないかと思うのは浅墓で、親密な間なら電話で頼む」と解説している。これは当然であって、夏彦翁ともあろう人がかくも当たり前のことを嘆息交じりに書くのは、それだけ奥さんの病気が負担であったからだろう。もちろん、親密な間でない場合、紹介状を書く方が、時間はかかるが電話を掛けるより気楽である。直接話すのは心理的なプレッシャーが大きい。そしてコミュニケーションでは、相手のプレッシャーを多とするのである。

話は変る。我々のような癌医療に携わるものは、毎年アメリカの臨床腫瘍学会に出かける。世界中からの参加者は、数万に及ぶ。大きな会場（大統領選挙のときの党大会でも使われる）では、一度におそらく1万人を超える医者が集まって、発表を聞く。このIT時代に、無駄と言えばこれほど無駄はない。日本からだと宿泊費と飛行機代だけでも数十万円は軽く飛び、1週間以上を費やして「現場」に行くことになる。だがその実、数日後にはネットでデータが見られるのである。

それでも、「その場の雰囲気」というものには何かあると、冷静を旨とする科学データの世界でも思われていて、ビッグ・ミーティングがなくなることはない。

万単位の人間が集まり、個別の意見交換などない大会場でもそうである。もっと小規模な、顔見知りの集団では「実際に顔を突き合わせての会合」というのは、利便性を超えた意味を持つ。

テレビ会議が盛り上がらない理由

私ががんセンターにいた時、テレビ会議のシステムができあがり、多地点をつないだカンファレンスができるようになった。今までは、築地（中央病院）なら築地の会議室の中でしかできなかったので、よその施設のドクターが参加するには、わざわざ築地に来なければいけなかった。それが各病院にいながらにして会議室をつなぎ、討論ができる。このシステムを作るのに金をかけた厚生労働省からも、どんどん使えという指令がきたそうだ。

ところが多地点テレビ会議になった途端、カンファレンスの内容はつまらなくなって、出席者もガタ減りになった。築地の会議室は閑古鳥が鳴いていた。

どうしてつまらなくなったか。みんな、言い間違えをしたり、誤解していたことがあらわれたりして恥をかくことを恐れ、何も言わなくなったからである。「そこだけ」で角突き合わせて討論する時にはそんなこと気にしなかったのに。また、内部の会議ならば、激烈な批判や失礼な言い回しをしても、会議の後で相手に直接謝ったり真意を説明したりできるが、テレビ会議では終わって回線が切られたらそれまでである。自然、激しい論争になる本質的な議論が避けられ、表面的な質疑のやりとりだけになる。これが続くと発表者からも緊張感が薄れてダレる。ここでも、利便性の向上は、何らかの喪失を伴うのである。

コミュニケーションにおいて有効なのは、「めんどくさくて、無意味と思われること」をあえてすることである。手紙に書いた紹介内容と同じことを電話で話す。テレビ会議で流れる音声と資料の、同じものを直接その場で見る。それに対して直接話す。そういう、客観的には「明らかに重複であり、無駄である」ことこそ重要なのだ。

患者に触らない医師

ニューヨークの内科医、ダニエル・オフリという先生が書いている。患者を診察室に呼び入れる。血圧などはすでに助手が測っている。患者に問診をし、検査結果を説明し、病的なものはないと安心させる。健康維持に必要なアドバイスを与え、これで仕事終了のはずである。しかし患者はもじもじして、不満そうだ。「これで終わりか」という顔をしている。

オフリ先生は聴診器を取り上げ、呼吸と心臓の音を聞く。患者を診察台に寝かせ、腹部を触診する。これで異常所見が出て来るはずがない。あったとしたら診察の方が間違いである。だって検査ではこの患者には胸部にも腹部にも、異常はなかった。

だけどこの診察によって部屋の空気は明らかに、よそよそしくなくなった。患者との関係は改善した。診察をすることにどういう意味（診断的価値）があるか、なんてデータで示される必要はないのである。

かつてがんセンターに、「患者本位の医療」で高名なL病院から患者が紹介されてきた。30代女性で肺癌であり、放射線治療を行ったが、両肺に転移が出てきてしまったのだという。対応した私の同僚は、問診の後、「診察しますから服を脱いで」と言ったら「身体に触られるのは初めてなんです」と患者がびっくりしたので、こっちがびっくりしてしまったと言う。

この話をした私の同僚は、私と気が合うが、この時も「どんな高邁なことを口先で並べようと、L病院は屑である」、と意見が一致した。もちろん、この患者のもとの病気も、今の転移も、触診や聴診では分からない。CTやレントゲンには映る。それを頼りにすれば「正しい」治療ができる。しかし、今はある大学の教授をしているこの元同僚は、学生に、こういう医者にはなるなと教えている。

大病院の医者にとって、「最先端」の医療を提供することは、実はラクである。MRIもPET－CTも、大概はワンクリックでオーダーでき、専門家がレポートをつけてくれる。コストは、患者と保険が支払うから、自分には関係ない。

昔ながらの問診や診察は、時間もかかり、面倒である。能率的ではない。その帰結として、そのうち、「きちんとした説明を受けること」は、最も贅沢な医療になるであろう。もしくはすでになっているかも知れない。こういう動きはまずアメリカで、次いで日本の都会で、そして田舎で、という順で広がる。「都会の進んだ医療」を羨しがっていた田舎の「人間対人間」的な医療に、都会人は憧れる。もちろん現実はそういう「医療」の多くは都会人の想像の中にしかないのだが、逆転現象が起っているのは間違いない。

患者「様」ではない

これから私は、医療の場を借りて、現代の、および近未来のコミュニケーションについて書いていこうと思っている。こう言うと、私の家族は吹き出しそうになるかも知れない。私は面倒くさがり屋で、親しくない人には非常に無愛想であるらしい。社会人として失格に近いと、家内にはよく叱られる。偉そうに人さまに講釈垂れる資格などあるはずがない。

それはその通りにしても、かかる時に、「そんなこと、お前自身ができるのか」と詮索するのはヤボである。むしろ、「自分ではできない」からこそ、真実が見えることだってあるだろう。読者は適当に、役立ちそうなこと（あれば、の話だが）を取捨選択すればよろしい。

ニューヨークのオフリ先生は、こう続けて書いている。「私は、病院の管理側が、医者やナースを、『ヘルスケアの供給者《プロバイダー》』と呼ぶのを聞くと、いつも憮然としてしまう。この言葉は、なんだか自分がバーガーキングのソフトドリンク販売機《ディスペンサー》になったような気分にさせる。私は『プロバイダー』なんかでなく、人間であり、医者である。私の患者も顧客《クライエント》や購買者《カスタマー》なんかじゃない。我々は、ビジネスの交渉をしているのではないのだ」(Ofri D. "Not on the doctor's checklist, but touch matters." The New York Times, Aug 2, 2010)

そう、我々医者の仕事は機械の修理ではないのだが、相手は「お客様」でもないのである。こんな自明なことが日本でもアメリカでも怪しくなっているのは嘆かわしいが、以降はこの大前提のもとで話を進めて行くことにする。

2　医者を取り巻く相互不信の時代

平成生まれの研修医へ

さてフレッシュマンの研修医諸君、そろそろ仕事に慣れたころだろうか。昔は五月病と称していたものが、オリエンテーションの期間のためにずれこんで、今は「六月病」となることもあるそうだな。そういうシーズンを迎えるにあたって、ここで一つ、君たちに訓戒を垂れようと思う。こういうオヤジの説教も、実社会の試練の一つである。

諸君の大半は今上陛下御即位後、平成の御代に生まれたそうで、そんなガキが医者になるなんて世も末だ。いや失礼、昭和の時代に医者になった我が身を振り返り、光陰の無常に愕然として取り乱してしまった。それはともかく、当然のことながら、世の中の移り変わりと、我々医者の稼業とは、強く関連しているところも、無関係のところもある。

先に無関係のところから行こうか。今、諸君の多くは、実地臨床の泥沼に足を踏み入れて、戸惑っていることと思う。こんなことは医者に限ったことではないが、新社会人の悩みとして、「この仕事は自分に向いているのか」「これは自分の本当にやりたいことなのか」という台詞をよく聞く。まずはこの疑問に答えてやろう。

身も蓋もなく言ってしまえば、おそらく君はこの仕事に、向いていない。もっと言えば、君に向いている仕事なんて、この世に存在しない。

「仕事」というものは、社会の要請によって生まれるものである。誰かが米を作ってくれないと困るし、誰かには病人の世話をしてもらわないといけない。よって君にピッタリのものをたまたま社会が望んでくれる、という虫のよい状況など、願うだけ図々しい。これは、私が言い出すより先に養老孟司先生が書かれてしまったので、私のオリジナルではないのが残念である。だが二番煎じも重要だと私が以前書いたのは知っていよう。知らなかったら『医師の一分』(新潮新書)を読み返したまえ。STAP細胞の大騒ぎも、「再現実験」という二番煎じがなされていないことから始まっている。

仕事とはそういうものであるから、「これは自分のやりたいことなのか」という問いは、そもそも無意味である。そんな都合のよいことは、もっとあるはずない。古今亭志ん朝師匠は、「仕事が好きで仕方がない」稀有な例として、森繁久彌さんや初代林家三平さんの例を挙げ、羨望に堪えないと語っておられた。大名人の志ん朝師匠ですらそうなのだ。君らにそんなこと、望む資格などない。

今、君たちは、「自分のやりたいことが分からない」のならもっけの幸いというべきである。ここに、君らみたいなぺーぺーでもできること、誰かがやらねばならない仕事が山積している。まずはこれを片付けたまえ。

他人の不幸が飯の種

もう一つ、同じく時代とは無関係だが、医者という仕事に特徴的なことを話しておこう。

「職業」を意味する英語にはいくつかあるが、vocationという言葉がある。ラテン語のvocare（呼ぶ）という言葉から派生したもので、「呼ぶ」のはもちろん神様だから、「召命」とか「天職」というような訳語もついている。そのvocationの中でも、専門的な訓練を受け、知識や技能を身につけた者が行うのをprofessionという。

古くは、professionというのは、三種の職業のみを指していたそうだ。すなわち、医師、法律家それに宗教家である。この三つは、今でも、他の「職業」とは違う、別格と考えられている。どうしてか。「要求される知識や技術のレベルが高いから」？　違う。今も昔も、高度な技能を要求される職業は他にも数多い。「人助けのため」？　それも誤り。正解は、この三つは「他人の不幸で成り立つ商売だから」である。医者は病を、法律家はトラブルを、そして宗教家は死を、飯の種にしている。

西洋でその昔、医者の社会的地位がどうだったかはよく知らないが、日本ではかなりビミョーである。吉田兼好は徒然草で、友達にもっておきたい人間の第二位に「くすし（医者）」を挙げているが、第一位が「物くるる友」だから、あまり尊敬していたようには思えない。江戸時代の医者は自己申告制でいい加減なものが多いというのは、志ん朝師や六代目圓生師の「代脈」に出てくる。君らは「医者、芸者、役者」という言葉を知っているか。知らなくても、意味は分かるだろう。つまりはそういうものだった。

実際、「おタイコ医者」という蔑称もあって、桂米朝師匠の「百年目」に出て来る玄伯老や、圓生師「紺屋高尾」の竹内蘭石なんかは代表格である。医者は旦那を取り巻き、ご機嫌をとる幇間みたいなものだったらしい。三遊亭圓朝の名作「牡丹燈籠」にも山本志丈という幇間医者が活躍している。

別に社会的地位なんかはどうでもよいが、「人間は自分の利益のためなら、他人の不幸も願うものである」ということを表す言葉として、「病め医者、死ね坊主」というのがある。こんなの知らなくとも、我々は人の不幸で喰っている稼業だ、という、いわば「原罪」もしくは「業」ともいうべきことは、頭の隅に入れておいた方がよい。曽野綾子さんではないが、人間は、後ろめたさがないと傲慢になるものである。

相互不信が蔓延する時代

では世の中の移り変わりは医者の仕事をどう変えたか。私は、超高齢社会はそのうち、医者を「救う存在」から「殺す存在」に180度転換するのではないかと予測しているのだが、これはフレッシュマンにはまだ刺激が強すぎるだろうからやめておく。しかし、私が医者である間はぎりぎりセーフにしても、そのうち君たちは否応なくその「時代」に適応しなければならなくなる。

そのことは措くとして、現代の特徴は、相互不信と、人間同士の「距離」ではないかと私は思っている。

患者が医者に不信感を抱くなんてことは、昔からあったが、そういうのは底に秘めておくものだというコンセンサスがあった。今や、不信感はどんどん表に出すべきだと喧伝されている。どんな綺麗事で飾ろうと、「セカンドオピニオン」の発想はそういうものだ。

マスコミには、医者も製薬会社も金のために患者を喰いものにしているという記事ばかりである。医者の中にも、癌になったら放っておくのが一番、医者なんかにかかったって苦しめられるだけだ、と広言して稼いでおられる人は多い。その中には、自分でそういう患者の面倒を見ている先生と、ただ言いっ放しでほったらかしの先生とがいて、行動を見ていれば誰が信用できるかは分かり易い。

マスコミの人は、いや、世の中には立派な先生、よい医者もいると記事にしていると反論するかも知れないが、そういうのは「どこそこの誰それ先生」と明記してある。だからそのリストから洩れた世間一般の、君らや私は、「プライドばかり無駄に高くて、金儲け第一の、碌でもないヤブ」のうちに入っているはずである。少なくともそう思われていると、考えておいた方が間違いがない。

そして、医者の側だって、負けずに、政治が悪い、マスコミが悪い、マスコミに乗せられる馬鹿な患者も悪い、と反論している。ここ数年の特徴は、医者から患者に対する不信感がおおっぴらに表出されるようになったことで、これは相互不信がポイント・オブ・ノー・リターンを越えた状況を示していると、私は考えている。

これをマクロ的にどうこうすることは、私にはできない。たぶん行くところまで行かないと、誰にもできないだろう。私は、ここにいる患者と医者である私は、「助け、助けられる」間柄ではなく、ポテンシャルとしては敵対関係にあるのだという前提のこの状況で、自分がどうやっていくかを考えるだけである。

医療の「進歩」が距離を作る

ここでもう一つ問題になるのが、「距離」である。そう言われてもピンと来ないかも知れない。一つ本を紹介しよう。デーヴ・グロスマンというアメリカの退役軍人が書いた『戦争における「人殺し」の心理学』（ちくま学芸文庫）である。なに？　自分たちは医者で、人殺しなんてとんでもない、だと？　そういう視野の狭いことでどうする。

アルダン・デュピクという19世紀のフランス陸軍大佐が、すでにこういうことを見抜いている。「離れて戦おうとするのは人間の本質だ。最初の日から人はそのために努力し、その後もずっと努力しつづける」

兵士は、というより人間は、人が目の前で苦しみ、死ぬ（戦争の場合、自分の手で「殺す」のだが）ことに耐えられず、なるべく距離をおこうとする。そうすると心理的に許容できるというのは、原爆を落とした爆撃機の乗員が、地上ではどんなに地獄絵が展開されていても、それを頭では理解しながら、「冷静に」振り返ることができることからも明らかである。

グロスマン中佐は、物理的距離が近くなるほど兵士が相手を殺す心理的負担は大きくなると詳細に分析している。実際、ベトナムやアフガンで白兵戦を体験した兵士たちは、その後で心理的なトラウマに長く悩むことになる。だから最近の戦争、とくにアメリカの戦争は、そうした接近戦を避け、なるべく「遠くから」の爆撃や、無人兵器で済まそうとするのである。

そして、グロスマン中佐は一方で、接近戦においても、暗視装置などの導入が戦闘の性格を変えつつあると指摘している。これによって、相手は「人間」ではなく熱線の表示する「緑のしみ」として認識される。それに対してテレビゲームのごとく発砲し、倒すのである。機械が「距離」を作るのだ。あるイスラエル軍兵士はこう語ったそうだ。

「テレビを見てるみたいなんです。人間を見なくていいのがあれのいいところだな」

我々の置かれている状況は、これと瓜二つではないか。我々は、意識しているかどうかに拘わらず、やはり生身の人間がここで苦しんでいることから目を背けたいのである。なろうことなら「遠隔操作」によってなんとかしたいのだ。また最近の医療技術の「進歩」は、これを可能にしている。

前章で書いた、L病院の、「触らずに若い女性の肺癌患者を治療した」医者なんてその代表的なものだろう。なるべく生身に触れずにうまくやりたい。また最近は、下手に触ったりするとセクハラだとかなんとか言われかねないので、「そういうことに配慮した」つまり「患者のためを思った」というおためごかしの言訳が成立するのである。CTに映った肺癌の「病巣」は、倒すべき「緑のしみ」そのものではないか。

生身の患者を見て、触る

幸いにして君たちはまだ、外来での診療よりも病棟での仕事の方が主体だから、患者を診る時にはパソコンを持たない。しっかり生身を見て、触る癖をつけておきなさい。そして外来に出るようになったら、常に心がけて、モニターの電子カルテや画像を見るよりも多く、「ホンモノ」を見るようにしなさい。この場合、触っても分からないものが画像には出ていることは事実であり、また繰り返すが、生身より「記号」を見たくなるのは人間の本性であるのだから、どうしてもそちらに目が行きがちなのは仕方がない。我々は意図的に、機械に頼ろうとする誘惑に反抗しなければならないのだよ。

慶応大学病院で電子カルテが最初に導入された時、医者がずっと患者の反対側にあるモニターばかり眺めているものだから、患者が「こっちを向け」と後ろから殴りかかった、という話がある。「医者の影絵信仰は度し難い」と嘆く古老の声もある。言わんとすることは君らでも分かるだろう。我々からすると乱暴な議論なのだが、向こうは素人である。反論するより、そう思わせないようにするのが肝腎なのだ。

時代と関係なく、医者の最も大事な仕事の一つは、患者とのコミュニケーションである。諸君のことは、病棟ナースが実に厳しく観察していて、私なんかが聞くとゾッとするくらい冷酷な評価をしている。その基準は、第二番に、点滴その他の処置がうまいかどうか、そして第一番が、「患者と話ができるかどうか」である。これはますます重要で、しかしどんどん難しくなっている。

言葉も言葉以外もスキルである

君たちに今更言ってても仕方がないが、医学部の受験科目からして間違っているな。「理系」だから、英数理が中心で、国語が試験に入っていないところも多いんだろ? 話はまた横道にずれるが、経済学部が「文系」で、数学ができなくても入れるというのもおかしい。現代の経済学なんて、数学そのものだろう。実際、数学をあまり勉強せずに経済学部に入学して、どうにもならなくなったという若者を私は何人も知っている。なに? 文部科学省が悪いって? 君は馬鹿じゃないのか。役人が信用できないなんて、有史以来、洋の東西を問わず不滅絶対の法則だ。言うだけ無駄だ。

それより我々のことだ。少なくとも臨床の医者は話をするのが商売の一つで、コトバを駆使しなければやっていけない。その「言葉」は、私の場合も、君たちのほとんどの場合も、日本語だ。我々は日本語で考えるのだから、日本語で行動しているのである。もちろん私だって英語で論文を書く。だがそれも、日本語で論理を組み立てて、の話だ。なに? 君は英語で論理構成をすることができるのか。それは羨ましい。ただ残念なことに、君の患者の多くは日本人で、君ほど英語はできない。その人たちと、コトバを通して意思疎通を図るのだよ。今からでも暇を見つけて日本語を勉強しろ。本を読め。

それから落語を聴け。君らは笑うのか。ああ、わが恩師・尾形悦郎先生も、「どうして落語を聴けと言うとお前たちは笑うのだ！」と嘆いておられたな。

しかし、矛盾するようだが、コミュニケーションは言葉だけではない。いやむしろ、『人は見た目が９割』（竹内一郎著、新潮新書）にあるように、言葉以外の表情、姿勢、身振りや声の調子といったものが90％以上の重要性を占めるという報告がある（Argyle M. et al. Brit J Soc Clin Psychol 1970; 9: 222）。

言葉もそうでないものも含めて、コミュニケーションスキルという。これは「技術（スキル）」なのであるから、若い人がよく思っているような、真心があれば分かってくれる、なんて次元のものではない。君たちも知っているだろう、「友愛の精神」を強調した阿呆が、いかに日本に害をなしたか。

どうやったらそういう技術を身につけることができるのか。まずはごく簡単に言うと、世の中のステレオタイプの「医者」、これはつまりある意味でマスコミが作り上げた、「碌でもない現代の医者」像とも言うべきものだが、その裏を行けばよい。具体的には、先にも述べたが、まずは患者の目を見て、身体に触ることだな。医学的には無駄でもかまわない。それは前章で紹介した、ニューヨークのダニエル・オフリ先生がいみじくも

“Touch matters”（触ることが大事だ）と喝破した通りだ。
それだけかって？　それだけのはずはないだろう。ぼちぼちと次章からもっと具体的なことを教えてやるよ。君のＰＨＳが鳴ったな。いいよ、呼ばれたんだから病棟に行け。待て。一つ教えておいてやる。こういう時は、そんなほっとした顔をせず、嘘でも残念そうな素振りを見せるものだぜ。

3　共感を示す「型」の修得

「もうわかった」はなぜ不愉快なのか

内田樹先生は、『先生はえらい』（ちくまプリマー新書）の中で、次のような考察をしている。

人と話をしていて、「もうわかった」とか、「その話は聞いた」と言われると、不愉快になる。これら本来、「あなたのことは理解した」と伝えるはずの言葉で、会話は非友好的に打ち切られてしまう。一方、我々が好むのは、「あなたのことをもっと聞かせて、もっと知りたい」という促しであり、これは裏を返すと、「あなたをまだ理解できていない」という意思表示に他ならない。

これは一見、まことに奇妙である。メッセージの正確な授受がコミュニケーションの目的であるのなら、その達成を表す「言いたいことは分かった」という言葉が不快で、mission incompleteを示す「まだ分からない（から教えてほしい）」の方が好ましい、というのは逆ではないか。さすれば真の目的は、メッセージの伝達ではなく、そのやりとりそのものだということになる。

エリザと患者の会話

桂米朝師匠はよく、「挨拶」はええ加減なもんや、というマクラで、近所の人との「おや、どちらまで」「ちょっとそこまで」「あぁさよか、そらよろし」という、全く意味のないやりとりについてネタにしておられた。これはその人の行先を聞きたいわけではなく、ただフレンドリーな関係を保つために「あなたのことを知りたい」と伝えているのである。本当に行先を突き止めようというのであれば、プライバシーを侵害するな、という物騒な話になってしまう。

私は、患者との対話で何を行うのか。病歴や症状を聞き出すという「メッセージの授受」も重要であるが、それだけで「はい、わかりました」と打ち切ってしまうと、患者の機嫌を損ね、どうかするとその後の情報収集に支障を来す。まずは患者と仲良くなる

（「rapportを作る」という）ことが、第一の目的になることの方が多い。
以上を念頭に、この「会話」をご覧いただきたい。マーティン・コーエン著『哲学101問』（ちくま学芸文庫）からの「コピペ」をお許しいただく。

患者：男なんて皆似たようなもんだわ。
エリザ：どんな点で？
患者：男たちは何やかやといつも私たちを困らせるのよ。
エリザ：何か具体的な例を思いつく？
患者：そうね、私のボーイフレンドが私をここに来させたの。
エリザ：あなたのボーイフレンドがあなたをここに来させたの？
患者：彼ったら私がいつも落ちこんでるなんて言うの。
エリザ：あなたが落ちこんでるなんて気の毒に。
患者：私が不幸せだっていうのは本当よ。
エリザ：ここに来ることで自分がいくらか不幸せでなくなるかもしれないと思ってるの？

患者：私に助けが必要だってことは確かなことのように思えるわ。
エリザ：もし助けてもらえたら、それはあなたにとってどんなことになるの？
患者：たぶん私が自分の母親とうまくやっていけるようになるだろうっていうことよ。
エリザ：あなたの家族のことをもっと聞かせて。
患者：母親が私のめんどうを見ているの。
エリザ：家族の中で他の誰があなたのめんどうを見ているの？
患者：私の父親よ。
エリザ：お父さんですって？
患者：あなたは私の父親にちょっと似てるわ。
エリザ：どこが似てるって思うの？
患者：あなたがあんまりけんか好きじゃないっていう所。でも、あなたは私がそのことに気づくことを望んでいないと私には思えるわ。
エリザ：どうしてあなたは私があんまりけんか好きじゃないって思うの？
患者：あなたは私と言い争いをしないから。
エリザ：どうしてあなたは、私があなたと言い争いをしないって思うの？

患者：あなたは私を恐がっているから。
エリザ：私があなたを恐がっているって思うことは、あなたにとってうれしいことなの？
患者：私の父親は誰に対しても恐がっているわ。
エリザ：お父さんのことを考えるとき、他にどんなことが頭に浮ぶ？
患者：弱い者いじめをする奴。
エリザ：そのことはあなたのボーイフレンドがあなたをここへ来させたことと何か関係があるの？

別になんてことない会話だと思われるだろうか。精神科を受診したらしいこの「患者」に対して、エリザは、当たり障りのない問診から、問題点を聞き出すとともに、患者とのrapportを築きつつある、ようにみえる。このようにスムーズに「会話」を展開するのは、医療者にとってそれほど簡単ではない。

ところがこの「会話」は、人工知能研究者ジョセフ・ワイゼンバウムによって開発されたコンピュータープログラムを利用して行われたもので、「エリザ」はコンピューターなのである。しかもこれは1960年代のことで、コンピューターは現在なら「トースターを制御しているものよりもかろうじて強力」レベルの、ごく初歩的な代物だそうだ。

私は医者と患者のコミュニケーションを勉強している臨床医であるが、この「会話」を読んで衝撃を受けた。これはまさしく、模範として教科書に書いてあるようなものである。それが「トースターレベルのコンピューター」によって、易々と成し遂げられているのだ。

ワイゼンバウムの論点は、知性があるように偽装することは非常に簡単であり、それでコンピューターが思考能力をもつことの証明にはならない、ということで、話はちょっと違う方向に向かう。だがそれはそれとして、我々が必死になって会得しようとしているコミュニケーション術は、かくも簡単に偽装されてしまうのである。まるで馬鹿みたいな話で、俺たちはトースター以下なのか。

どうしてこんなことになるのかというと、コミュニケーション術の基礎が、それこそバカみたいに単純な法則に拠っているからに他ならない。

共感の示し方の一例

癌の告知など、患者に「悪いニュース」を伝えるにはどうしたらよいか。毛唐はキリスト教を信じているから死ぬのは怖くないなんて嘘っぱちで、当然のことながら彼らも怖いものは怖い。

ロンドン生まれでカナダで活動したロバート・バックマン先生たちが中心となり、こういうコミュニケーションの方法論としてSPIKESプロトコールというものを確立した。これは情報を伝える時に留意すべきこととしてSetting（面談の場の設定）、Perception（相手がどのくらい認識しているか）、Invitation（どのくらい知りたがっているか）、Knowledge（知識や情報を伝える）、Emotion and Empathy（相手の感情を受け止め、共感を示す）、Strategy and Summary（今後の方針を示す）という6項目の頭文字をとったものである。

そのEmpathy（共感）の示し方として、会話において、相手が言ったことの語尾を繰り返す、というのがある。相手に反論せず、「それはどういうことか、もっと聞かせて」と、共感を示しながら先を促すという手法である。これを学会でバックマン先生から教わった時は、なるほどと私なんかも感心したものだ。しかし考えてみれば非常に単純な手法であり、「トースターレベルのコンピューター」が模倣できても不思議ではない。「エリザ」は、この単純なやり方によって実に「人間味溢れる」共感を患者に示している（ようにみえる）。

「理屈」よりも「真似」

ここで横道にずれるが、この「SPIKESプロトコール」というのは、理論的根拠に基づいて構成されたものではない。バックマン先生をはじめとするエキスパート達が、こういう風にしたらうまく行った、これではダメだったという試行錯誤から積み重ねた経験則の集大成である。スパコンに、なぜこれが人間性にあうのか、を解析させても、たぶん答は出ない。また古代ギリシャや四書五経から始まる古今東西の哲学をぶちこんでも、これに相当するコミュニケーション術を弾き出すことはできないだろう。

将棋の電王戦とかいう企画で、プロの棋士がコンピュータープログラムにころころ負けて話題になったが、なぜコンピューターは強いのか。将棋のルールを入れておけば、終盤戦になって詰みがあるかどうかの解を作るのに長けている、というのは分かる。ただ序盤ないし中盤の、「大局観」を形作るところは、コンピューターはずっと人間の後塵を拝していた。

その様相が変わったのは、人間の棋譜から、超一流の棋士、たとえば羽生名人がこう指して勝ったというデータをインプットし、その行動様式を取り込むようになったからだという。つまり、ルールから計算される「理屈」よりも、「上手い人はこうやってた」のを真似することが腕を上げる近道らしい。

将棋よりももっと単純と考えられるオセロゲームくらいならどうか。やらせで打ち切りとなったフジテレビのバラエティー番組「ほこ×たて」で、こういう「対決」があった。コンピュータープログラム同士の対局なのだが、一方はオセロゲームのルールからの理論的組立を重視したプログラム、他方は将棋ソフトと同じく、人間の名人達のやり方をデータとしてインプットしたもの。勝ったのは後者であり、そうすると、コンピューターは人間を凌ぐとはいっても、そのおおもとはまだ人間から出た（「どうして出たのか」はコンピューターも分からない）情報だということになる。

医者は「マックのバイト以下」？

もとに戻って、コミュニケーション術の基本原則は、オセロや将棋よりもはるかにシンプルであるらしい。ではどうして我々はこんなに苦労しているのか。

以前、SPIKES改変版を日本でも広めようとしている女性研究者（医者ではない）とお話しした時にも、あれって実は単純ですよね、という話が出た。彼女はこう答えた。

「そうです。マックのマニュアルみたいなものだと思います。だけど、世の中のセンセイ方のほとんどは、マックのバイトレベルのこともできないんです」

彼女は、医者ともあろうものが、どうしてこんな簡単なことができないのか、と切歯扼腕しているようだった。

一つには、あまりに単純過ぎて模倣することに抵抗が生じるのではないか。医者のプライドが云々という大層なことではなく、複雑怪奇なはずの人間同士のコミュニケーションが、そんな簡単なことで本当にいいのか？　どうも嘘っぽい、と本能的に感じられて、機械的に真似することができなくなると考えられる。

考え過ぎのプロ（医者）が動けないのを見て、岡目八目の素人が訝しがっている、という構図になる。むろんこの「素人」というのはあくまで比喩的に申し上げたのであって、かの研究者の方は、今やこの分野の第一人者ともいうべき立場にある。

我々はどうすべきかというと、まずは割り切って「トースターレベルのコンピューター」と同じく、マニュアルを真似することから始めるのであろう。こんなことで「玄妙」なコミュニケーションができるのか、なんて考えないことが肝腎である。

まず型を身に付ける

エリザは別に、内田樹先生が観察した、複雑怪奇で逆説的なコミュニケーションの本質を理解している訳ではない。ただバックマン先生のようなドクターが昔からやっていた名人芸を、表面的になぞっているだけなのである。ワイゼンバウムが、「コンピューターにとって、知性を偽装することは簡単である」と証明したように、我々だってフレンドリーであることを「装う」のはたやすいはずである。なに？「装う」とは何事か、だと？そう目くじら立てていたら、「どちらまで」「ちょっとそこまで」の挨拶もできなくなってしまう。

とは言え実のところ、この「単純プログラム」を真似て、実際の診療を行うに当たっては、もう一つ二つ越えなければいけないハードルがあるようだ。

SPIKESの研修では、参加者は、医者役と患者役に分かれて、ロールプレイをする。患者役として、ボランティアの方が模擬患者を演じて下さることもある。ある研究会で、模擬患者に対して若いドクターが、「原則に則って」癌の告知をしている場面があったが、どうにもぎこちなくて、正直見ていられなかった。見かねた指導医が出てきて模範演技をやった。この先生を私はよく知っている。いつもはもっとくだけた態度で話をされるのだが、この時は（おそらく意図的に）「型にはまった」面談をやり、それでも明らかに「血が通った」印象を聴衆に与えた。

当たり前と言えば当たり前だが、同じことをテキスト通りに言っていても、間合いがまずければ「共感の言葉」も空回りする。コンピューターが「間合い」まで完全コピーできるかどうかは知らないが、やろうと思えばできそうな気がする。ただ人間が他人のやり方をそのままコピーすることは、おそらくできない。

米朝一門の弟子や孫弟子は、ほぼ米朝師匠の演じる通りに落語をやろうとしていることが多い。だが、紙に書けば一言一句寸分たがわぬ言葉が、米朝師の口から出るとおかしくてたまらないのに、弟子連中のそれはちっとも面白くない。先年、米朝師匠をコピーしたロボットが開発されたそうだが、弟子たちよりもうまくなるのではなかろうか。

表面上の真似以外に何をしなければいけないかというと、まずは実際の場数を踏むことであろう。マックのバイトのお姉ちゃん達でも、笑顔がサマになってるのと引き攣ってるのがいるのは明らかである。

人真似の重要性

もう一つには、やはり「人真似」を徹底させるために、先輩の面談に入って、呼吸や間合いを研究することが必要ではないか。この場合、わきで聞いているとそれこそ岡目八目でよく分かるので、手本とするべき先輩は、必ずしも名人でなくてもよい。コンピューターならここから手本を完全コピーにかかるのだろうが、人間は話すスピード・見た目その他みな違うので、工夫して自分なりの間合いをつかまなければならない。古今亭志ん朝師匠の「火焔太鼓」は、親父の五代目志ん生の演り方を踏襲しているが、志ん生版と志ん朝版では客にウケる箇所は全く異なる。

最近は個人情報保護とかプライバシー云々がうるさいので、「先輩の面談に入って、聞く」というのもなかなか難しくなった。この機会がないと、「完全コピー」を目指すコンピューターにますます負けてしまうと、私は本気で危惧している。

我々は、一からコミュニケーションを作り出すことはできない。まずは型を身に付けねばならず、歌舞伎でもこれがあって、工夫するのは型破り、ないと型なしなどと言われる。ただし型だけで満足してしまっては、マックのマニュアルの域を出ない。そこから先は一般論でなく「私のやり方」になるが、次章からお話ししたい。

これにはレシピというかちょっとしたコツがあります。なに？　どっかで聞いた台詞だって？　気のせいだろ。

4　まずは水増し、見た目、ハッタリ

東大は碌なところじゃない

研修医諸君、私の「コミュニケーション」に関する論考も、そろそろ各論に移るとしよう。具体的な話が出て来ないとなかなかイメージが湧きにくいだろう。

見慣れない顔があるな。ああ、病院実習に来た学生さんか。君はどこの大学だ？　東大か。碌なところじゃないな。へえ、そう言われて嫌な顔をするのは東大には珍しい。大概の場合、東大生は東大を悪く言われると、ヘラヘラ他人事のように笑ってるか、自分から進んでさらに悪口を言うかのどちらかなのだが。

どうして東大が碌なところではないか、だって？　よくぞ聞いてくれた。東大病院はずっと、患者をつかまえて「患者様」と言っているだろう？　しかも話によると、接遇向上センターとかいう部署があって、「患者様と言え」という指導をしているそうではないか。医療者たるもの、そういう下品極まる卑語を使ってはならない。ましてや施設を挙げてそんな言葉を「指導」するなんて、狂気の沙汰としか言いようがない。東大の連中は、患者のことを、「金を払ってくれるお客様」と思っているのか。さぞかし退院の時にも、「お大事に」の代わりに「毎度あり」と言ってるのだろう。

名誉教授の大井玄先生は、『人間の往生』（新潮新書）の中で、私なんかよりはるかに論理的に、「患者様という呼称は戦略的エラーである」と述べておられる。大井先生は東大の病院長から言訳の手紙をもらったと、私に見せて下さった。その中で病院長は、「医療者としては大井先生に賛成だが、病院管理者としてはそうも言っていられない」という、実に情けない釈明をしていた。大井先生は、「これは芸者置屋の主の姿だ」と痛嘆しておられた。万事カネの世の中だからな、医者の志なんて二の次になるんだろう。

なに？　最近は「患者様」とは言わない、だと？　そうそう、この間、東大の後輩から、「患者様」の習慣はなくなったようです、どこぞで使用を中止することになったと耳にしました、というメールがあったっけ。それならそれで正式に、間違ってましたごめんなさいと声明を出せばいいものを、こそこそ隠れてやるなんて、小役人のやり口だ。

え？　それで「患者様」と言わないように、というのもコミュニケーションスキルの一つかって？　くだらないことを言うな。「外に出る時には裸はよしましょう」と教えてマナー講座で金を取ったら詐欺だろう。

メッセージの限界

本章は各論だからいくつかポイントがあるが、三つに絞って話すことにしよう。「見た目」と「ハッタリ」、それに「水増し」である。

最初に「水増し」からいこうか。私はさっき、「本章では三つのポイントを話す」と言った。人にメッセージを伝えるのには、一度に三つくらいが限界だそうだ。五つ伝えようとしても、せいぜいそのうちの三つしか伝わらない。

落語で小僧（上方では丁稚）を叱る時に、「二つ用事を言いつけると、必ず一つは忘れて来る」という文句がよく出て来る。この時、用事の数は三つの時もあるが、「五つ用事を言いつけても、……」という小言は、まず聞かれない。そういうのは、小僧に限らず、人間の限界を超えているのだということを、さすがに旦那や番頭は知っているからである。

そして、七つメッセージを伝えようとすると、聞いた方は、10個のことを「教わって」帰るのだそうだ。つまり、言いもしなかったことを勝手に「会得」されてしまうのだな。

これを証明する方法はいくつかあるが、たとえば「静けさ」「そよ風」「落ち着き」「月明かり」「眠り」「せせらぎ」というような、似たイメージの言葉を口頭で言って、その後しばらく置いてどのくらい覚えているか、というテストをしてみれば分かる。さすがに単語では三つということはないにしても、案外覚えていられないものだ。そして、似た言葉の数を多くすると、その後で、たとえば「安らぎ」というような、イメージは共通するが出ていない言葉を、言ったかどうか聞いてみると、「言った」と答えてしまうことがよくあるらしい。

よって、項目を三つよりも増やすのは、あまり意味がない。最近のベストセラーには、「35の方法」とか「47の心得」「57の理由」なんて、半端な数でものを列挙するのが流行っているようだな。「50」とか「100」という切りのいい数だといかにも「水増ししました」感がありありでカッコ悪いし、実際にそこまでは項目を考えつかずネタが尽きたところでおしまいにしたのだろうが、なに本質的に水増しであることには変わりはない。スペースを埋めるため、御苦労なことだ。

だから大概の文章は、削ろうと思えばどんどん削れる。亡くなった石堂淑朗さんという脚本家は、「原稿は削れば削るほど良くなる」という名言を吐いている、とわが編集者が言っていた。世に出る文章の多くが水ぶくれしていることの裏返しだろう。もちろん私の書くものだって例外ではない。そうでなければこんな漫談調の文字を連ねるかよ。

水増しの効能

そんなことはともかく、これを患者とのコミュニケーションに応用するのが本題だ。分かりやすいように、進行癌の告知をするという、悪いニュースを伝える場面を想定しよう。ここでは患者と家族に、何をどう話すか。まずは「何を話すか」だが、伝えるべきことを「三つのメッセージ」に絞ってみたまえ。ふむ。病名と、治療内容と、予後か。じゃあそれを、君はどう話す。ここでちょっと、私を患者だと思ってやってみてくれ。

……そうだよな、その三つだけだったら、治療内容をかなり具体的に説明したとしても、10分も経たないうちに話すことがなくなってしまうだろう。予後なんて、「平均的にはあと1年です」、と5秒で終わることになる。じゃあ10分で面談を終わるのか？

質問を受けて答える、と言うのか。しかし多くの患者は茫然として何を聞くのか、どう言って良いのか、分からない状態だぜ。下手するとシラケ鳥が飛ぶ。南の空へ。なんのことか分からない？　一々訊くなよ。知らない奴は放っておく。

まず、この場合の「三つのメッセージ」は、正式な病名、たとえば副腎転移を伴う右肺上葉の扁平上皮癌、ステージ4、なんてことじゃなくて、「治らない」「すぐには死なない」「私が診る」の三つだ。病気の説明や治療内容の詳細なんて、どうせ分からないし覚えられない。そんなことは後でおいおい少しずつ分かってもらえれば御の字だ。ここではまず、治らない病気ではあるが、すぐにでも死ぬような、たとえば心臓発作みたいなものではないから、落ち着いてもらって結構だ、私はあなたを見捨てるような真似はしない、信頼に足る医者だ、ということを分かってもらわないといけない。なに？「トラスト・ミー」なのかって？　張り倒すぞ。

だけどそれだけでは本当に1分もあれば話は終わるんじゃないかって？　その通り。そこからは水増しだよ。病気や治療の説明はしながら、自分が診た今までの患者のことなども紹介し、とにかく時間をとって喋るのだ。嘘は言わない。だけど基本的には「水増し」なのだから、内容よりもむしろ話し方が大事である。なんのための水増しなのか、すぐ分かるだろう。そう、まずは悪いニュースのショックを和らげるため、そしてこの医者はちゃんと説明してくれる、こちらの話も聞いてくれると向こうに思ってもらうためなのだ。相手に余裕が出て来たなと思ったら雑談めいたことやジョークの一つも言う。すべったらドツボだが、笑ってもらえるようならまずは上手く行った証拠だ。ただし予想以上に受けてしまったら注意が必要だな。まだ緊張が残っていると思った方がいい。サンプルは小説『見送ル』（新潮社）に書いたから参照したまえ。

そういう、面談時間の大部分を占める「説明」は、すべて水増しなのだから、最後に上記三つのメッセージを強調し確認しておくのが望ましい。これは前章で話したバックマン先生の、"Strategy and Summary" に相当する。

見た目は人それぞれ、いかに活用するか

その次。「見た目」である。毎度の話で恐縮だが、2003年に私がフジテレビの『白い巨塔』を手伝った時、江口洋介さん演じる里見脩二助教授が、木村多江さん演じる末期患者に病気を告げる場面を指導した。江口さんは言葉でなく、態度でもって見事にメッセージを伝えていた。翌日の収録で私は木村さんと少しだけお話しできたが、彼

女はこう言っておられた。「江口さんは本当にカッコいいですよね。あれで話されると、なんでも納得してしまいます。これってちょっとズルいですね」

これはまことに本質を突いた言葉で、私は唸ってしまった。あのシーンは、「良い医者」の態度や話し方を示すつもりであったのだが、実のところ一般化できるものではなく、面談の「成功」は江口さん個人の容姿に依存しているのである。これはもちろん、江口さん（里見脩二先生）の問題点ということではない。彼は、自己の特質を十分に発揮して、目標を達成したわけで、ただ他の医者、たとえば私がそれを真似したとしても上手く行くとは限らないのである。やはり私は江口さんとは違う。そこ、何が可笑しい。ゲラゲラ笑うな。

私のことはさておき、先の東大生君、残念だが君にはハンディキャップがある。君は目つきが悪い。臨床医としては大きな欠点だ。おお、さすがに憤然としているな。そんな、外見で評価されるなんて不公平だ、だと？　君は何を言ってるのかね。世の中は不条理で不公平であるのに決まっているではないか。

じゃあ聞くが、君にはなんの取り柄があるのか。受験数学や物理ができたのか。だけどそれが今の医者修業に、どれほど役に立っているか。医者の能力となんの関係もない受験勉強に秀でていたというだけで世間から「東大生様」と高い評価を受けるのが不条理でなくてなんだ。そのことで、恵まれた学習もしくは研究環境にいられることは不公平そのものだ。

受験競争を勝ち抜いたのは努力によるもので、外見などという、「もともとのこと」とは違う、だと？　山中伸弥先生は整形外科を志したが、あまりに手術が下手で断念せざるを得なかった。そして基礎研究の世界に転身して成功された。「手先が器用だ」ということは、「もともと」の天与の部分が大きい。山中先生のような努力の人でさえ、それによって進路を変更せざるを得なかったのだ。君が、外見のハンディキャップによって臨床医になることを諦めざるを得なくなっても、恥でもなんでもない。その、得意とする数学や物理を駆使して基礎研究に打ち込み、ノーベル賞でも取ったらどうだ。

誤解のないように言っておくが、別に私は、美男美女が臨床医に向いていると主張している訳ではない。また『白い巨塔』に戻るが、あのドラマでは、石坂浩二さんや西田敏行さんも、医者役にキャスティングされていた。どちらがいい男かについては異論はなかろうが、では自分が患者になって診察室のドアを開けたときに、そこにいる医者が、石坂さんの方がよいか西田さんの方がよいか、という話になったらどうだろう。だから君が整形して、韓流スターみたいな顔になっても、問題は解決しない。

逆にそっちの君、研修医にしては老けた顔してるよな。ああ工学部を出てから医学部に入り直したのか。それにしても、ちょっと髪の毛が薄くておっさん顔で、実年齢よりもさらに年上に見られるだろう。そのことは、研修医の間は、患者に安心感を与えて有利に働くと思って良い。ただ、上に立つようになったら、フットワーク軽く動くような印象を与えるように心がけた方が良い。まずは自分の外見の長所と短所を知り、うまく使うことが大事なのだ。

ハッタリのかまし方

そしてハッタリである。桂米朝師匠は、医者ネタの落語「犬の目」のマクラで、医者、役者、芸者、易者、学者など「者のつく商売」は、ハッタリをかまさんことには人が信用せん、と喝破しておられる。

易者なんかはハッタリの代表選手で、世間は簡単に騙される。「あんた、地獄に堕ちるわよ」なんて、後からでも正しいのかどうか検証のしようがない脅し文句で売れた婆さんは好例である。

芸者もただ客の機嫌を取っていればいいかというと、それだけでは低く見られる。澄まして「こちらさんが、まあそうですかいな。どうぞよろしゅう」と挨拶して貫禄を見せ、客の方を恐縮させて、向こうから「姐さんお一つどうでっか」と気を使わせるようにするのが一流だそうだ。

だから医者も、「患者様」なんて言ってる奴らは、二流の芸者もしくはそれ以下で、信用されない。別に我々は威張りたい訳ではない。医者が患者に信用されなくなるのは、患者にとって不幸なのだ。君らもまさかにこのことが理解できないなんてことはなかろうな。

ではどういう風にハッタリをかませるかということであるが、ただエラソーにしていれば向こうがヘイコラしてくれるわけではない。むしろ、外見が威圧的な医者であれば、できるだけ丁寧な物腰で接した方が有効だろう。

阿刀田高さんが、こういうことを書いていた。ある評論家（つまり「学者」）は頭角を現す時に、討論で何か聞かれると、すぐに、「それについては三つポイントがありま す」と答えたのだそうだ。実際にはまず思いついた一つ目を言っている間に、他の二つを考えるのだが、これをやられると、相手や聴衆は、こいつは頭が整理できていて、回転が速いと一目置いてくれる。

この方法はなかなか使えるのであって、白状すると、私も学会で時々やっている。三つポイントがどうしても思いつかない時は、「一つは、結果の再現性です。二つ目も、再現性です。そして三つ目も、再現性なのです」というようなやり方でも、態度が堂々としていれば通用する。ネタバレしてしまって大丈夫かって？　そうだよな。これを言ってしまうと明日からやりにくくなる。

患者に対してはどうか。何か聞かれた時に、「全く知りません」では話にならない。それが仮に、「テレビでみのもんたが言っていた」というような、荒唐無稽で医学的にはナンセンスそのものであっても、一応相手をする。

私は小説『見送ル』の中で、患者が持ち込む健康食品について、一々ラベルをチェックして、「これは大丈夫」「これはしばらく控えておいて」「これはちょっと分からないので止めておかれた方が」というような「指示」を与えるという話を書いている。そんなもの、どうせ毒にも薬にもならないが、一律にやめろと言っても、向こうはこちらが「拒否反応を起こした」としかとってくれない。そうすると、次からは相談もしてくれなくなるだけだ。

週刊誌なんかに広告が出ている免疫治療の類なんて、ただの金儲けのガセネタがほとんどだ。一々そんなのを詳しく調べるほどこっちもヒマではない。ただそういうことを聞かれたら、本物の免疫治療の最前線を話してやって、「もし私の目から見てあなたに試みる価値があると判断するものがあったら、こちらからお勧めする」と言っておけばよい。もちろんそのためには、ちゃんとした知識を備えておかねばならない。

何か質問はあるか。ところで私は自分の「見た目」をどう思ってるのかって？　うむ、それについては三つポイントがあるのだが、時間切れだからまた今度にしよう。

5　患者と「仲良くなる」方法

ミスと信用

前章では主に、「患者を信用させる方法」について記した。こう書くといかにも詐欺師まがいのようで人聞きは悪いが、人間関係の原理原則はどこでも同じであって、そこから派生する技術論がどういう方面にも応用可能であるのは当然である。

プロの詐欺師や、いかがわしい治療法で患者家族から大金を巻き上げるインチキ医者の多くは、すでに同じようなテクニックを駆使しているものと思われる。すべて技術は善悪いずれにも使える。原子力だけが例外なのではない。

本章では一歩進んで、「患者と仲良くなる」方法について考えたい。47頁では「rapport を作る」という言葉をご紹介した。せっかく患者の信用を得ても、「あの先生はいけ好かない」と思われていると、その「信用」は危うい。

なぜなら日常臨床の細かいレベルで、我々は始終、失敗をし続けているのである。処方を出し損ねたり、検査項目をチェックし忘れたり、もしくは逆に重複してオーダーしたり、面談の時間を失念したり、点滴をミスしたり、等々、言い出すと切りがない。

今、私は、「細かいレベルで」と書いたが、読者は「処方を出し損ねる」なんてことが細かいレベルかよ、と吃驚されたかも知れない。そういう認識のズレがあると、こういう「失敗」は、一気に信用を失う契機となる。一度影が差したら最後、やることなすこと疑心暗鬼の目で見られる。粗探しをされるとボロなんて山ほど出て来る。もとが「水増し」と「ハッタリ」で得た信用なんて、かくして脆くも消え去るのである。

これを防ぐには、失敗しなければいいのだが、そんなことは医療ドラマの名医でしかありえない。だから、失敗しても許してもらえる関係を築く、ということが肝腎になる。真に重大なミスを犯した時のことについてはまた論を別にして、ここでは「小さなミス」が関係を壊さないように、という観点からの話をする。

患者から（また家族から）好かれていれば、「細かい失敗」が、実際に「細かいことだ」と思ってもらえる。もちろん愉快ではないにしても、それは「よくあること」で、重大な結果にはつながらないという言訳を聞いてくれる。全体として、医者と患者の信頼関係には影響しない。患者にとっての「自分の好きな先生」という位置づけに変更は生じない。

無駄の共有

医者と患者の関係は、いろんなものにアナロジーを見いだすことができるだろうが、わが編集者は「作家と編集者の関係と同じ」と言っており、その通りだと思う。編集者が医者に、作家が患者に相当する。わが編集者は私の患者でもあるので、ここでは立場が逆転する。

わが編集者にとって私は、唯一の主治医であるが、その一方、担当する多くの作家の一人に過ぎない。私の患者はたくさんいるが、私の書いたものを扱ってくれるのは彼だけである。これら一対多の関係において、一がプロであり、多はアマである。

彼が私の本を出す。タイトルはどうするか、オビはどうするか。相談されても私は分からない。任せるよ。ただベストセラーにしてくれ、それが無理でもなるべく売れるようにしてくれ。分かったと口では言うものの、プロは苦笑する。そんなの出してみないと分からない。

私は彼に病気の説明をする。検査はどうするか、治療はどうするか。相談されても患者は分からない、任せる、と彼は言う。ただうまく治してくれ、それが無理でもなるべく良くしてくれ。もちろんベストは尽くすが、と私は答える。そんなの、やってみなければ分からない。

プロの「一」は「多」の側の関心を惹き付け、こう思わせておかねばならない。こいつは、自分の方を向いている。自分のことを考えてくれる。こいつは自分と「仲が良い」のだから、任せても大丈夫だろう。うまくいかなくても、他に代わりはいないのだから、仕方がないと諦めよう。

ほとんどの患者に対して、私は、わが編集者とのような裏の結びつきを持たない。あくまで医者と患者の関係の中だけで、「このセンセイは（自分にとって）特別」と思ってもらわねばならない。

ここで重要なのが、本筋とは関係のない、「無駄なこと」である。先に私は、「医学的には無駄であっても、患者に触ることが大事だ」と書いたが、むしろ「無駄」を患者と共用することが rapport を作る一番の方法である。1章に書いた、「めんどくさくて、無意味と思われることをあえてする」のが有効、という原則がここでもあてはまる。

患者からしてみれば、「無駄でない」、つまり必要なことは、プロの医者は当然なすべきであって、それをもって多としてはくれない。それ以外の、なくてもいいことに時間を使って自分と関わってくれるのを喜ぶのである。

無駄とは何か

その前に、何が「無駄」かについても、医者と患者では認識の乖離があるので注意しなければならない。すでに書いたように、検査が十分に尽くされた患者に形ばかりの診察をするのは、医学的には「無駄」であっても、患者はそうは思わない。

大学病院の教授回診や、一般病院の院長回診の類は、ほとんどすべて無駄である。あれで何か有用な情報が見つかるなんて皆無に近い。稀有の例外は、わが恩師・尾形悦郎教授であった。尾形先生は回診前日の晩から、研修医が作った資料を読み込んで回診に臨み、しばしば患者の診察から、それまで担当医の誰もが見落としていた異常を指摘された。こんな先生を、私は他に一人も知らない。

それでも、患者の多くは、「偉い先生」の儀式的な回診を喜ぶ。医局員もナースタッフも、ただでさえ忙しいのにこんな「無駄なこと」で時間をとられ憮然とするのだが、「やめると患者が寂しがる」という理由で惰性的に続けられているところは多い。

ついでに言うと、山崎豊子『白い巨塔』の主人公・財前五郎が訴えられたのももとはといえばこれである。財前が手術した患者の経過が思わしくない。家族は、執刀医の財前に、回診に来てくれるよう、担当医の柳原医師に懇願する。財前は、海外出張前で忙しいと取り合わない。第一、柳原が診ていて、財前は相談されて指示も出しており、その通りに処置もされている。つまり「やることはやっている」。ここで財前が患者に顔を見せて、その身体に触ったからといって、何がどうなるわけでもない。あからさまにいえば、これでダメならどのみちダメなのである。回診に合理的意味はない。「無駄」である。

医学的にはこの判断は正しい。ただ、家族は結局「来てくれなかった」財前を深く恨みに思い、訴えることになる。「無駄」を「合理的に」切り捨てたことが致命傷となっている。

悪口と噂話

そういうことは措き、自他ともに認める、明らかな「無駄」を活用する方法の話をしよう。この中でも手軽で安直なのは、第三者の悪口または噂話をすることである。中東の専制国家のトップが国民の不満をそらす方法は、十年一日の如くイスラエルとアメリカの非難である。また日本の近隣にも、日本の悪口を支持率向上の特効薬にしている政権がいくつもある。これで自国政府の失政や弾圧に目を瞑ってしまう国民の「民度」を我々は呆れ嘲るが、なにどこへ行っても人間の程度はそんなに変らない。この「郵便ポストが赤いのも、電信柱が高いのも、みんなあいつらが悪いのだ」式の宣伝は、古今東西、常に有効である。

私はよく、外科から回って来た患者に、今までの担当だった外科医の噂話をする。もちろん、同僚であるから悪口を言ったりはしない。ただ、あの先生は顔は恐いけど娘さんには頭が上がらないとか、あのレジデント（研修医）は新婚で、にやついてたところをこっちの独身の指導医にどやされたとか、どうでもいいことを声を潜めて話す。これで患者は私のことを、いかにも「秘密の共有」をした仲間、みたいに思ってくれる。ついでに外科医にも親しみを感じてくれれば一石二鳥になる。

もちろん、自分のことも聞かれる。私の本名は地元以外では滅多にない苗字で、そもそもどう読むのか、と聞かれる。これに対してにこやかに答えることが患者と打ち解ける切っ掛けになる。ええ、東京ではまず読んでくれません。だけど私の地元ではそれなりにあって、高校の同級生にも、親戚ではない同姓のやつがいました。出身ですか？　鳥取県の米子というところです。ご存知ですか？　日本人の9割は鳥取と島根の区別がつかないそうですけどね。

上方落語によく登場する乗合船では、乗客同士が親しくなろうとして、まずは生まれ在所の訊ねあい、をする。患者も担当医と「同舟」という感覚があるのか、この話題を嫌う人はまずいない。

この時に大事なのは、話をするときに座ることである。外来診療ではもとから椅子にかけているが、病棟での回診では病室にやってきた時、当然のことながらこちらは立っていて、そのまま診察をする。その後でこの世間話になった時に、わきの椅子に腰を下ろすのである。これで「親密感」は格段に上がる。

そんな暇があるのかって？　どのみち他愛のない会話で、2～3分もあれば片付く。第一、立ったまま話しても座っても、時間はそんなに変わらない。たとえ1分でも、

「座って話す」ことで、印象はぐっと良くなる。もっと深刻な話をする時、「座る」ことはさらに重要性を増す。患者に、「時間をとって相談をする」ということを示すことになるからである。そうでなければそれは「立ち話」で、患者からすると、いつ医者はそのままいなくなるのか、気が気ではない。

もう一つ、患者と家族にウケがいいのは、休日に回診することである。私はわざとラフな恰好に上だけ白衣をひっかけて、病室に立ち寄る。患者は、「自分のために来てくれたか」と考えるようだが、むろんそんなことはない。休日でも病院に来れば片付けるべき雑用は多い。そのついでに病棟に上がることなど、わずかな時間で済む。できるだけ恩着せがましくなく、自然にやる方がいい。

さらにその先。女誑しの名人は絶妙の間合いで相手の手を握るそうだが、患者が不安に駆られた時など、手を握ることは往々にしてどんな言葉よりも強い。そして徐々に患者と「仲良く」なってきた時、私は機会をとらえて患者に抱きつく。これはうまくハマれば、必殺技と言ってもいいくらい有効である。一回これをやった患者からは、その後まず絶対に恨まれるということはない。

抱きつくタイミングは様々で、慰める時、しばらくぶりで会った時、などの他、私以外の医療スタッフに対する何らかの不平不満で患者が怒っているのに対して宥める時、というのもある。

もちろん相手を見てやらなければいけない。私が若い女性患者に抱きつくのはアウトであろう。まずは婆さんが望ましい。ただし婆さんの定義は難しくて、年齢は上でもまだ色気が残っているというか、「女性らしく」あろうとしているご婦人に対してはやるべきではない。逆にそれほどの高齢でなくても、「もう女を捨てているな」と推察できる、オバハンの婆さんになりかけ、くらいであればＯＫである。

抱きつく作法

抱きつくのは、なるべく人前でやる。婆さん患者の場合は、連れ合いの爺さんの目の前が効果的である。また、他の患者がいる大部屋などでやると、婆さんは非常に喜ぶ。これはつまり、周囲に対して、「自分はこのセンセイとこんなにも親しい間柄である」と見せつけて、優越感に浸るということなのだろう。ちなみに上述の休日回診の際、他の患者では担当医が来ないと、私の患者は同様の優越感を覚えるらしい。

私はずっと、この「婆さんに抱きつく」ことを得意技としていたが、ある時はっと気がついた。爺さんに抱きつくことはもっと有効である。

考えてみれば、婆さんにはまだ、抱きついてくれる人間がいることが多い。爺さんにはほとんどいない。孫なんかも、「お婆ちゃん」の方が抱きつきやすい。ナーススタッフも、もちろん抱きつきはしないにしても、女性患者の方が撫でたり擦ったりしやすい。言うまでもないが、安心して爺さんに抱きつくことができるのは、私のような男性医者の特権（?）である。若い女医や看護婦さんはどうすればいいか、については私の知ったことではない。前章でも指摘したが、みな、「見た目」を含めた自分の特質を理解して、やり方を考えねばならない。

人間の動く原理

こういうことは、医学部では教えてくれない。教えない理由は二つ、一つはそれが有効もしくは有用であるというデータ（最近の言葉だとエビデンス）がない、ということで、そんなものは未来永劫出て来るはずがない。いかに私でも、「爺さん婆さんに抱きつくことの臨床的有効性について」なんて研究をして論文を書こうというつもりはない。そしてもう一つは、医学においてそんなことは病態と無関係の、「無駄」だからである。

人間というものが分かっていると「無駄の効用」が見えてくる。マスコミは、支持者に対してせっせと挨拶状を書き送る政治家のことを「本務と関係ないことをしている」と嘲笑する。しかしそういう政治家側は、「マスコミよりも俺たちの方が人間を分かっている」と嗤っているのではないだろうか。何にもならない「無駄なこと」を、わざわざ自分のためにやってくれる。これが嬉しくなくてなんだろう。また次の選挙でも必ず一票入れよう。人間が動く原理は、そんなものなのである。

話は変わる。高齢化とともに、一人暮らしが多くなった。「無縁社会」は2010年の流行語大賞トップテンの一つに選ばれ、誰ひとり看取る人なく逝く孤独死は、珍しくもなんともなくなった。病院で亡くなる場合も、身寄りが全くなく、臨終の時に病院スタッフ以外誰もいない、ということも増えた。

これに対して、どうせ人間は一人で死んでいくので、家族がいようといまいと関係ない、「おひとりさま」でいいではないか、孤独死も恐れるな、という主張がある。なまじ仲の良くない家族や親戚がいるとトラブルのもと、経済的な準備だけしておけばいい。ごもっともで、合理的かつ「無駄のない」思考である。それで割り切れれば、であるが。

つい最近まで、人は自宅で、家族に囲まれて死んだ。例外は結核などの伝染病患者の療養所と、戦場であり、そういうところでの死は忌むべきものであった。

戦闘で傷ついた兵士が死ぬ間際は、同僚の兵士や看護婦が家族の代わりの役割となっていた。そのことが郷里の両親のせめてもの慰めにもなっていた。南北戦争の有名な唄の一節に、死にゆく兵士が看護婦に向かって、「俺が死ぬまでの間、俺の母親でいてくれ」と懇願するところがあるという(Rothman DJ. New Engl J Med 2014; 370: 2457)。誰も手を握る人がないのはやはり寂しい。

1分の間座って世間話をすること、手を握りまた抱きつくこと。それだけで我々は、患者に対し、自分たちは擬似家族であるという印象を与えることができる。そんな感覚はもちろん、幻想である。本物の家族でさえ「合理的」には不要であるならば、擬似家族の幻想など、無駄の自乗三乗である。そこにつけこんで患者とのコミュニケーションを図ろう、治療を円滑に進めようなどという私なんて、ペテン師そのものということになる。

だがしかしこの世に、無駄と幻想以上に重要なものがどれほどあるというのだろう?

6　贈り物は受け取らねばならない

贈り物には理由がある

研修医諸君、ここで私のコミュニケーション術の奥伝とも言うべき秘法をお話しする。臨床医の極意だと思ってもらって結構だ。

君たちが病棟を回診している時など、たまに患者さんや家族が、食べ物や飲み物を勧めてくれることがあるだろう。そういう経験をした者は……3分の1くらいかな。まあいい。いずれそのうちある。その時、すぐに礼を言い、もらい受け、そして可能な限りその場で、つまり勧めてくれた患者や家族の目の前で、食うもしくは飲む。これこそが極意である。

ふん。狐につままれたような顔をしているのが多いな。だがこれを聞いてすぐピンときた者は、それだけでよき臨床医になる素質がある。

もう少し一般的な言い方をすると、患者や家族からの贈り物は決して断るな、有難く頂戴しろということだ。なに？　病院のあちこちに、贈り物は固くお断りしますと書いてあるだと？　そうだ。別に私は、患者にものを要求しろとか、何かくれと言えとか唆しているのではない。くれないならくれないでいい。ただ、あの貼り紙を見て、それでも患者が何か差し出してくるのには、それなりの理由があるのだ。それを断って良いことなど一つもない。

これから紹介する話は何度も書いたことがあるのでごく簡単に言う。私が若い頃、ずっと診てきた患者さんが骨転移により身動きできなくなって、近くの病院に入院されたのを見舞ったことがある。予告なしに訪れた私に対して、患者さんは驚きかつ喜んでくれた。そこで「何もないのですが……」と差し出された缶コーヒーを、私は飲まずに断ってしまった。私にとって、人生の痛恨事である。

どうした。やはり分からないか。この話を聞いて、「どうして断ったんだ」と訊ねてくれた人は、今までに数人しかいない。話の途中で、「なんで飲まなかったんだよ」と突っ込んだのはわが編集者だけだった。あとはみんな、今の君たちみたいだった。

ちょっと前に流行った言葉を使えば、「おもてなし」である。おもてなしは、「する」側が「される」側を喜ばせるのが主眼なのではない。「される」側が、きちんと受けることによって、「する」側が喜ぶのである。あの患者さんは、自分ができる精一杯の「おもてなし」をしようとしたのに、私は退けてしまった。断られたことで、患者さんは、これが「たかが缶コーヒー1本」なのだという現実に引き戻されたのだ。そのことで、思うように動けないご自分の惨めさを改めて思い知らされたに違いない。私はなんと残酷な仕打ちをしてしまったのか。

10年以上たってから、私にリベンジの機会が訪れた。車椅子で外来に来られた患者さんが、診察室に入るなり、手に持っていた缶コーヒーを「先生、飲むかい？」と言って差し出されたのである。私は実のところ、コーヒーは嫌いなのだが、その時は「あ、有難うございます」と礼を言って受け取り、飲みながら診察をした。

患者さんが診察室を出た後で、車椅子を押していた息子さんだけ戻って来て、「コーヒー飲んでいただいて有難うございました」とニッコリ笑って言われた。だからリベンジは成ったらしい。ただ私は、あまりに似通った状況の再現に一瞬戸惑った自覚があり、「自然に」受け取って飲めていたか、やや心許ない。

出されたものを目の前で平らげる意味

山口六平太、というマンガを知っているか。「ジャガイモみたいな」風貌の総務課所属サラリーマン六平太には、社長秘書をしている恋人小夜子がいる。小夜子に見合い話が持ち上がり、エリートのハンサムが家にやってくる。しかし小夜子の両親はその見合い相手に不満で、ちょくちょく家にやってくる六平太の方がはるかにいいと言う。なぜか。小夜子の母親が作って出した料理を、見合い相手は丁寧に礼を言い、かつ「おいしいです」と褒めるのだが、遠慮してかほとんど手をつけない。六平太は、嬉しそうな顔で盛大に「食べてくれる」のである。

私も時々ナースやレジデントを連れて食事に出かけるが、またこいつにおごってやろうと思うのは、とにかく喜んで、しっかり食べる奴だ。これは店の側も同じで、ある時、出された料理をいたく気に入った大喰らいのレジデントが、「まだないのか」と催促し、主の婆さんが自分のためにと残しておいたものまで出させて平らげてしまった。その時婆さんは、私が見た中で一番嬉しそうな顔をしていた。

安倍首相夫人の昭恵さんは、東南アジアに出かけて、外の屋台や路上で差し出された物を、笑顔とともにその場で食べるのだそうだ。アッキー夫人には毀誉褒貶があるようだが、この一事に関しては文句なく尊敬に値する。国家への貢献度も測り知れない。缶コーヒーでおたおたした私とは雲泥の差である。

衛生面が気になるところで、出されたものを断ったらそれは「汚らしいもの」、喜んで食べたらそれは「結構なおもてなし」になるのである。人権だ平等だと１００万回唱えるよりも、この行動は遥かに説得力を持つ。

心をこめたおもてなしと、付け届けとしての贈り物は違う、だと？　同じだよ。

私の娘は早期破水で生まれて来たので、入院も長かった。ようやく退院となった日、ナースステーションに菓子折りをもってお礼に行ったが、スタッフは頑として受け取らなかった。「お気持ちだけで結構です」の挙句、「ご家族のみなさんで召し上がってください」だとよ。世話になった感謝の念が一気に萎えたね。

もと同僚のＨ先生とある研究会でご一緒した時に、全く同じ思いをした、と聞かされた。Ｈ先生のお子さんは三つ子ちゃんで、さぞ大変だったことだろう。なのに無事退院の時に持って行った菓子折りを拒絶され、先生は病棟の出口にあるゴミ箱に投げ込んで帰ったそうだ。

大体において、医者はまだナアナアが利くのだが、看護部は頭が固い。話によると、看護部の指揮系統は軍隊と同じだそうで、旧帝国陸軍の名残を最も強く残している組織らしい。融通が利かないはずだな。ただ私がこの間まで所属していた病院では、教育が行き届いて、素直に手を出すようになっていたぞ。可愛い看護婦さんが笑顔で受け取ってくれて、「有難うございます」と礼を言われれば、みんなハッピーになるだろう。これ見よがしに捨ててお互いに不快な思いをするのと、どっちがいいか。

世の中の常識から考えてみたまえ。何か頼み事をするのに、もしくは世話になるのに、手みやげの一つや二つ、下げて行くのは当然だろう。「向こうもそれが仕事で給料もらっているのだから個人的にどうこうする必要はない」なんて発想の人間とは、あまりつきあいたくないな。

手みやげを断られたら

ここで立場を変えて想像してみよう。かくのごとく「常識的に」判断して下げて来た手みやげを相手に断られたら、どう思うよ。「どうして断られたのか」の理由として思いつくのは三つある。どこかで聞いた台詞だって? 気にするな。

まず、贈り物に不満がある、もしくは本当に「つまらん」ものだから不要である、邪魔になるだけだというもの。ある患者さんが、地元でとれた野菜を送ったところ、医者は「生ゴミになるから要らん」と言い放ったそうだ。口に出して言うのはごく少数派だろうが、断るということで、先方からは「自分が送ったものはゴミなのか」と思われかねないのだ。口でいかに取り繕うよりも、「もらい受ける」ことが、「結構な物」と評価したという証拠になるのだ。

これは、お金についてさえそうである。品物はともかく、さすがに現金は断っても「ゴミになるから云々」とは思われないだろう、と考えるのは甘い。

地方大学医学部の教授はいまだに殿様で、医局員は家来である。ある医局では、若い医局員が結婚する時には、必ず教授に仲人を頼む。それはいいのだが、その際に仲人料として100万円包むのだそうだ。ある医局員が間違って50万円出したところ、すぐに医局長を通して「これは何かの間違いだろうから」と突っ返されたそうだ。君らが知らなくても、こういう風習や発想は残っているのだ。患者がそう考えているからといって、こっちがどうこう言う筋合いはない。

そりゃあ、患者から現金をもらって、「なんだこれだけか、バカにしてやがる」と思うような医者はほとんどいないだろうが、向こうはそう考えるかも知れないのだ。とくに田舎の爺さん婆さんは、これじゃあ少ないだろうか、多すぎるだろうかと考えに考え、いろんなところに聞き回って「包む」のである。私も、知り合いから、これこれこういう治療を受けたのだが、医者にどのくらい礼をしたらいいのか、という相談をよく受ける。出されたものをこっちが恐縮して、有難がって受け取れば、そんな患者の「心配事」は解決するのだよ。

ヤクザは「倍返し」

二つ目の理由は、自分が疎まれているのではないかということ。これも『偽善の医療』に書いたことだが、若い頃に、入院患者であった極道の親分から大枚が入った封筒を渡され、受け取ってしまったことがあった。部長に「バカ野郎！　すぐ返して来い！」と怒鳴られ、冷汗かきながらなんとか返すことができた。

そういう相手からの「贈り物」に警戒するのは、まあカタギとしては当然だろう。そうすると、贈り物を突き返された側からすると、自分が「うっかり何か受け取ったら後が怖い」というような人間であると思われているのではないか、という疑いが生じる。

受け取ることで「同じ人間として扱う」という意思表示にもなるんだな。

余談だが、贈り物の返礼の法則を知ってるか？　カタギの世界では「半返し」というのが原則だが、ヤクザさんは「倍返し」がルールだそうだ。だから、なんとかいうドラマの主人公や、バレンタインのプレゼントに「倍返し」を期待する女の子なんかは「そっち側」の人達だから、気をつけた方がいいぞ。

三つ目の理由は、受け取る方が、贈る側の期待に添えないと思ってるのではないか、ということ。つまり、折角「良いもの」をもらっても、それに見合うだけのことができそうにない、だから受け取れない、と判断されてしまったのではあるまいか、と疑われてしまうのである。

医者に贈り物をしようとして「突き返された」患者からすると、これは即ち、「自分はもう見放された」と思ってしまうのとイコールである。外科から「手術不能」と言われて内科に回り、私が担当することになったある患者さんは、治療前に「私の安心のために受け取ってくれ」と、照れたような様子で某かの現金を差し出された。治らない、ということは十分理解されていたはずである。そして私は、いつものように、「自分が診る」ことをきちんと伝えたつもりであった。だがやはり患者さんからすると「受け取ってもらうことが見放されていないということの確認」だったようだ。

これとは別に、私の親類の連れ合いの身内である患者の治療の便宜を図った「御礼」が送られてきた時には、聞きつけた私の母が、親類に遠慮して「返せ」と命令して来たので返送した。その患者は早期癌で、どうやったって治るくらいのものだったのだが、その親類によると、「実は自分はもう治らないということか」とがっかりしていたという。

もらったら素直に喜ぶ

面倒くせえなあ、と君らは思うだろう。私も思う。医者は患者が考えるよりずっと単純で、そこまで気を回す必要などないのに。誰から何をもらったかも満足に覚えていやしない。だけど向こうはみなそういう余計なことを考えてしまうらしいのである。だったら有難く頂戴した方が話が早い。こんなことで患者と気まずくなるような余裕は、我々にはない。

付け届けをしたのに扱いが悪い、とクレームをつけてくる患者はいないのかって？もちろんいる。しかしそういう患者は、何かもらうようなことをしなくても、いずれ何のかのと文句を言ってくると思った方がいい。同じことだ。

ただし何事にも例外はあって、小児難病を扱うような場合は受け取らない方が無難かなとも思う。親は必死だから、どうしても医学の限界を遥かに超える期待をしてしまいがちである。だから前述の「断ったらこう邪推されかねないから受け取るべき」、三つ目の理由の裏返しになる。要するに「もらう」ことで安請け合いをされたと思われると、後々祟る事態になりかねないのだ。私の同級生に小児外科医がいるが、そいつは絶対に親から何ももらわないと言っていた。「公務員だから」という理由にしていたようだが、本当のところは専門の特殊性だろうなと、私は睨んでいる。

言わずもがなの念を押しておくが、もちろん、患者や家族からは、「何ももらえない」というのが基本である。万が一にも要求したりそれをほのめかしたりしてはならない。だからこそ、もらったら素直に喜ばなくてはいけない。大仰に恐縮しなくてはならない。

この間テレビで、曽野綾子さんが、「与える喜び」「（他人を）喜ばせる幸せ」について話しておられた。曽野さんは、この喜びをもっと持つべきである、と強調しておられた。しかしもともとそういうのは人間には備わっているのである。ものを贈る時や人におごる時の昂揚感は、君らにも覚えがあるだろう。曽野さんの主張は、それを積極的に自分自身の楽しみとして活かすべし、ということになる。

一方、ニコロ・マキアヴェッリは、この「与える側の幸福感」を「与えられる側」から利用することを説いている。かの『君主論』にこういう一節がある。「人間というものは、その本性から、恩恵を受けても、恩恵をほどこしても、やはり恩義を感じるものである」（池田廉訳、中公文庫）。この最後の「恩義」という言葉は「義務感」または「義理」とも訳されていて、正確な原語は知らないが、意味は分かる。

マキアヴェッリは、攻城戦の例を挙げ、君主のために犠牲を払った城内の臣下や民衆は、「君主はさぞわれわれに恩義を感じてくれると、そう信じるので」ますます君主との結びつきを強めて来る、と指摘している。

これは恐ろしいほどの洞察である。韓非子以来何人かの思想家は、綺麗事を排し、人間は利害で動くという本音を正視して、それに対してどうこうする対処法を考察した。しかしマキアヴェッリは明らかにその一段上を行っている。「意気に感じる」みたいな感情まで看破して、しかもそれを統治法に利用しようというのである。相手の厚意を受ける、ということには、そこまでの意味があるのだ。

ところで君らもさすがにマキアヴェッリや『君主論』くらいは知っているな。なに？

ルネサンス期の政治思想家で、権謀術数のマキャベリズムの元祖、だって？　受験秀才はそういう皮相的な知識の整理しかしていないから困る。『君主論』は人間性を論じた書物として、私の知る限り古今東西のナンバーワンだ。

そういう「人間というもの」に対する理解がなくて、ちゃんとしたコミュニケーションができるはずはないから、次章では各論から一旦外れて、「マキャベリズム」を中心とした、人間学の話をしよう。

それはともかく、本章の結論である。贈り物は喜んで受け取れ。困ったような顔をされると向こうが困り、かつ白ける。せっかく君らに喜んでもらおうと思って差し出されたのだ。その「与える喜び」にケチをつける権利は、君たちにはない。

7　医療のマキャベリズム

「患者とその家族は恩知らず」

現代人には「コミュニケーション力」が求められているんだそうである。コミュニケーション論は当代の流行になっていて、その指南書の類は何冊も出ている。

医療でも、知識偏重の教育からはマトモな医者が出て来ないという反省から、この領域の「教育」は盛んになっている。だがどのくらい実地の役に立っているかはかなり怪しい。かつて私の下についていた怜悧なレジデントはこう突き放していた。「コミュニケーションの講義を聞いても、じゃあどうしたらいいか、ということがないんですよね」

重要性は誰しも分かるのであるが、「専門家」の言うことには、「患者や家族の気持ちを大切に」とか「希望を消すな」とか、キレイゴトの訓戒しか出てこないという。某大学では、どこかのパーサーを招いて医学生に講義させているらしいが、「お客様」相手の商売の話がそのまま応用できるはずもない。

一方、私はこの分野の専門家ではないが、患者や家族との関係を築くことは仕事上必須である。そして何事によらず、そういう現場から出た本音というのは同じ現場の人達にウケる。かのレジデントも私の話や臨床での行動はよくチェックしていた。それなりに得るところはあったらしい。もちろん反面教師的なところも含めて、だろうが。実際のところ彼女は美人の女医さんであるので、私の真似をしてもペケなのは明らかである。

そんなこんなでよく依頼されるコミュニケーション論の講演で、私は「婆さんに抱きつけ」などさんざん笑わせた後、終盤にこういうスライドを出す。「まとめ：コミュニケーションの大原則」

「患者と、その家族は、恩知らずで、気紛れで、偽善者で、尊大で、臆病で、自分勝手で、欲張りで、厚かましくて、けちで助平で馬鹿である」

大概ここで聴衆はドン引きになる。構わず私は続ける。「どうしてこういうことが分かるか、というと、人間はみんなそうだからですね。じゃあなぜそれを断言できるか、というと、私がそうだからです。私は自分を、神戸のサカキバラとかオウムの麻原みたいな人外の魔物だと思っていない。普通の人間の私がそうであるのなら、人間はみんなそうだろう。それだけでは証拠不十分だと思われるのなら、マキアヴェッリがこう言っています。次のスライド」

「そもそも人間は、恩知らずで、むら気で、猫かぶりの偽善者で、身の危険をふりはらおうとし、欲得には目がないものだ」（池田廉訳『君主論』中公文庫）

「すぐお分かりのように、さっき私がついた悪態は、このマキアヴェッリの言葉のそのまんまパクリです。マキアヴェッリがそう指摘していて、私は自分を省みてその通りだと思う。だったら人間はみなそうだろう。だから患者さんと家族もそうだろう。これを無視した議論はすべて不毛だと、私は考えます」

性善説の怪しさ

人間の本性は善か悪かなんて、単純に割り切れる話ではないが、孟子が説くところの元祖・性善説は論理がむちゃくちゃである。井戸に落ちかかった子供を見れば誰しもはっとして、利害を考えず助けに走る、という「惻隠の情」のくだりは、性善説の根拠として非常に有名であるが、理屈になっているのはこの発端部分だけである。孟子の四端説、人間には四つの萌芽、「惻隠の心は仁の端、羞悪の心は義の端、辞譲の心は礼の端、是非の心は智の端」がある、の理由として挙げてあるのは「身体に四肢があるのと同じ」ということである。関係ねぇだろそんなの。また「人の性の善なるは、猶《なお》水の下《ひく》きに就くがごとし（水が下に流れるようなもの）」という主張も、「放っておけば下に流れる」ものが善に行くはずあるまい。

またしても私自身のことで恐縮だが、私は少なくとも自分には悪の本性があると思っている。それは、たとえば次の、極悪人イアーゴの独白に強い魅力を感じることからも明らかである。

俺は信じる、彼自身の姿に似せて俺を創った残忍な神を信じる、俺は怒った時この神を呼ぶ。……俺は極悪非道だ、何故なら人間であるが故に、そして俺は、自分の中に生まれながらの卑劣なものを感じるのだ。……そして俺は信じる、人間とは揺籃の芽生えから墓場のうじ虫に至るまで邪悪な運命のたわむれにすぎぬと。散々笑い者にした挙句に、死神がやってくる。そしてそれから？　そしてそれから？死は即ち無だ、天国などは古臭い馬鹿話さ。

（ヴェルディ歌劇『オテロ』より「クレド」、鈴木松子訳）

イアーゴは、天国や地獄は、人を恫喝して「正しい道」に繋ぎ止めるためのホラ話である、と喝破している。そういう制約が作られていること自体、人は本来邪悪であるという証左ではないか。これは孟子よりもはるかに説得力がある。

それをどうこうしようというのは本稿の趣旨ではない。眼前の患者を正しい道へと教育するのは私の役目ではないのである。私は、人間は（だからこの患者は）、私と同じような碌でもない存在であることを前提として、対応を考えていかねばならない。そのために役立つものは何か。

結論を先に書くと、私は、必要なのは患者に対する愛情や思いやりではなく、あくまでもプロとしての冷静な観察眼と判断、そして相手を説得する能力だと考える。これを称してコミュニケーション「スキル（技術）」という、とは2章で紹介した。そのための参考書として私が若い人へ真っ先に推薦しているのがマキアヴェッリ『君主論』である。

ところでなぜマキアヴェッリは悪の権化のように忌み嫌われるのか。『君主論』では支配の秘密を「君主のために」書くと言っておきながら、実はそれを民衆に暴露してしまっている。ルソーは、マキアヴェッリは確信犯としてわざとそうした、と解釈しているそうだ。これは君主側にとってありがたくないことであり、そのためフリードリヒ大王など「そっち側」からの批判も招いたらしい（佐々木毅著『マキアヴェッリと『君主論』』講談社学術文庫）。結果、誰も表立ってマキアヴェッリを擁護できなくなった。

ここまでつらつら述べて来た私のコミュニケーション論も、自分のやり方をバラしているわけであるから、自分で自分の首を絞め、かつ他の医療者が利用できないようにしていると言えなくもない。しかし、再三指摘しているように、どうせ私のやり方など他人が真似しても仕方がない。重要なのは根底にある「人間というもの」の洞察である。それに対し「君主はこう行動すべきである」とか、「私という医者はこうやっている」なんてことは、話を分かり易くする方便に過ぎない。『君主論』も私の与太話も、人間性を理解するための補助であって、少なくとも私の方は、必ずしもその先の具体策まで示しているのではない。

目的のためには手段を選ばない

さてマキャベリズムの「権謀術数」を端的に表すものとして悪名高いのが、かの「目的のためには手段を選ばない」という言葉である。仮に「目的」が正義であるとしても、それは自らが主張する「正義」なのだから、これが免罪符にできるなら事実上何をしてもかまわない理屈になってしまう。婦女子を誘拐して売り飛ばすイスラム過激派や、移民を襲うネオナチも、当人達は「正義の目的」のためと思っているはずだ。ついでに言えば、山本太郎や漫画『美味しんぼ』の福島原発事故「批判」は、福島の人をも傷つけるデマの垂れ流しでしかないが、それを指摘しても彼らは逆ギレするだけである。多少の事実誤認がなんだ。これは正義の戦いなのだ。デマゴーグも「言論の自由」を臆面もなく主張できるのだから日本は平和だね。

それはともかく、実のところ「目的のためには……」のフレーズは『君主論』には出て来ず、塩野七生『マキアヴェッリ語録』（新潮文庫）には、『政略論』からの引用として紹介されている。いわく「祖国の存亡がかかっているような場合は、いかなる手段もその目的にとって有効ならば正当化される」。

そうするとニュアンスは微妙にずれてきて、この「どんな手段を使おうとＯＫ」、という状況はかなり限定される。第一に「祖国の存亡」という非常の大目的がないといけない。そして採るべき手段は「その目的にとって有効」という前提がつく。自分が信じるもののためにはなんでもかんでもやればいい、という話ではない。

まずは「祖国の存亡がかかる」という目的の方であるが、素直に考えると、これは「守り」の立場になる。満洲を取らないと祖国日本が危うい、という旧帝国陸軍の「攻め」サイドの論理では説得力に欠けよう。

医療は病気の人を「守る」側であるから、この点で少々の手段の逸脱もマキアヴェッリには認めてもらえそうである。一方、我々が研究して論文を書いたりするのは「攻め」の方だから、そのやり方は「お作法に則って」「行儀良く」ということが求められる。

そして何より、その手段が「有効かどうか」である。役に立たないことをいくら「正しく」やっても意味はない。

自分はこんなに善意を尽くしているのに、これほど頑張っているのに、どうして認めてくれないのか、という嘆きは誰しも経験があるだろうが、結果が求められるプロはこういう台詞を吐いてはいけない。マキアヴェッリによると、祖国の存亡がかかる際には、手段が「正しいとか正しくないとか、寛容であるとか残酷であるとか、賞讃されるものか恥ずべきものかなどについて、いっさい考慮する必要はない」。

福島原発事故の時の菅首相は、日本を救おうと必死で、かつ善意に溢れていたことと思う。自分の保身が第一だったと非難する向きもあるが、おそらくそんな余裕はなかっただろう。しかし純粋に「日本のために」行動した結果は、現場の吉田所長から「あのおっさん」呼ばわりされ、「なんだ馬鹿野郎」とか吐き捨てられる始末で、完全な邪魔者扱いである。

２０００年の雪印集団食中毒事件で、当時の石川社長は、追いすがるマスコミに対して「私は寝てないんだよ！」という「暴言」を吐き、顰蹙を買った。これを批判するのは簡単であるが、そう言いたくもなるのは分からないでもない。私も患者の急変で夜中に起こされて処置にあたった翌日など、呼び出されなかったレジデントを叱るのに「俺はゆうべ寝てないんだよ。お前は寝たんだろう」と怒鳴りつけることがよくある。この場合、レジデントが夜中に出て来なかったのは病棟スタッフがコールをかけなかったからで、彼の責任ではないのだが。

だから石川社長の苛立ちも無理からぬことなのだろうが、やはり「私は頑張ってるのだから」、は不可である。原発事故対策の時の枝野官房長官は、今から考えると様々な詭弁や誤魔化しも弄したようだが、ともかくも「枝野寝ろ」という言葉が流行するくらいに「あいつは頑張っている」という評価を得た。プロはせめてこのくらいまでもっていかないといけない。自分から「俺の努力や善意を認めてくれ」というのは落第である。

もう一つ最近の例で「目的と手段の妥当性」を考えたい。アイスバケットチャレンジという「運動」があった。難病ＡＬＳ（筋萎縮性側索硬化症）救済のため、氷水をかぶるか研究に寄附するか（あるいはその両方）を選び、次に３人の知人を指名して同様の選択を迫る、という代物である。数多くの著名人が氷水をかぶる動画を投稿し話題になった。

これは「手段」として馬鹿馬鹿しいし、ほとんど邪悪である。かつての「不幸の手紙」と同じチェーンメール方式ではないか。しまいには妊婦が氷水をかぶるという、明らかに有害な事態を招いた。

しかしこれによってＡＬＳの認知度が飛躍的に上昇した。圧倒的多数は「名前を知った」くらいだっただろうが、それでも、これがどんなに辛い病気かをこの機会に理解してくれた人も、少なからずいたであろう。日本ＡＬＳ協会への寄附も飛躍的に増加したそうだ。

世の中には他にいくらでも難病はあるし、間違いなくこれは一過性のブームで終わるだろうが（実際そうだった）、それでも全くの無駄ではなかったようである。真面目にこつこつと病気の啓蒙に努めていた人達は多少複雑な心境かもしれないが、下らない馬鹿騒ぎが善意の行動を上回る「成果」を上げることがあるのは認めねばならないのではないか。

患者への感情

ところで偉そうなことを吹きまくっている私は、患者と家族の苦痛を軽減するというコミュニケーションの目的を、達成しているのか。前述のごとく、評価は第三者から与えられるものであって、自分の「やってるつもり」では心許ない。

京都大学で研究倫理を教えるK子先生は、かつてがんセンター時代の同僚でもあったが、有難いことにこの点で私を非常に高く評価して下さる。しかし私は小説『見送ル』でも書いたように、患者を臨床研究に組み込んでデータを作るために自分のコミュニケーション能力を最大限に利用していたので、内心忸怩たるものがある。そこでK子先生の評価と私の実際との間にギャップがあるのではないかと聞いてみたところ、下記のような答が返ってきた。

「ギャップは、たぶんないですよ。里見先生が、いやな奴であることはよく存じています。それはともかく、対人援助職のプロフェッショナルは、人の良い悪いに関係なく、『患者の苦しみ・悩みを、減らす・なくすこと』に焦点を合わせて、（計算ずくだろうが、無意識であろうが）ものを言ったり行動したりできる人ということです。里見先生は、患者をメシの種や出世の材料にしていて、性格も悪いけど、『患者に生きていてもらうには苦しみ・悩みを減らしてやるのが手っ取り早い』と割り切り、患者の苦しみを減らす芝居を演じることができているということなんだと思います」

ここまで褒めて（？）いただけると二の句が継げないが、この話はここで終わりにならない。

私は、先に書いてしまった「結論」で、必要なのは愛情や思いやりではなく、プロとしてのスキルである、といかにもマキアヴェッリ的にカッコよく言い切っているが、実際の現場での私の言動はもっと情けない。患者に対して抱く感情にも左右される。

以前、患者が亡くなった直後、主にケアをしていた看護婦が、奥さんに抱きついてわあわあ一緒に泣いていたことがあった。この行動がもし、家族の歓心を買うための完全な計算ずくだったり、無意識で「その場に合わせた」演技をやってのけたのであれば、こいつは人格的には悪魔みたいな奴だ。しかしプロとしては完璧である。

ただ残念ながら、このナースはそうではない。やはり患者や家族にそれなりの好意を持っていたからこそそういう行動に出たのであろう。所謂「心のこもった看護」である。

本来、心はどうでもいいはずなのだが、やはり神でも悪魔でもない我々は、患者のことを少しは好きにならないとうまくいかない。前章で紹介したように、『君主論』では「意気に感じる」みたいな感情まで利用しようというのがあるが、そこまでの域にはまだ到底及ばないようである。

そういえば、「人間は、神ではない。そして悪魔でもない」とかいうキャッチコピーがどこかにあったよなあ。

8　うまくいっている時に注意

治療が順調に進んで

研修医諸君、私のコミュニケーション論はまた各論に戻る。ここからは、はっきりした答の出ない、難しい問題を取り上げる。正直言って私自身も困っている、ということがトピックである。

本章では、治療経過がきわめて順調な時、を取り上げる。うむ、さすがに君らはもう、「それのどこが問題なんだ?」という顔をしなくなったようだ。

進行癌の患者さんに、「治らない」ということを、最初の段階で説明した。これについてはかなり明確に、間違いのないように話したはずで、患者も家族もよく理解したと思われる。その証拠に、患者も家族も、涙ぐんでいた。そしてその上で、治療を開始した。

ところがその治療は、予想以上に順調に進み、レントゲンやCTでも腫瘍の陰影は著明に縮小し、場合によっては消えたようにも見える。もちろん患者は無症状で、仕事も再開したりしている。

細かく言うと、こういう「寛解」状態には二通りあって、某かの抗癌剤を、飲み薬で続けたり定期的に点滴したりしている、「維持療法中」の患者と、完全に治療を一旦中断して経過をみているだけの患者がいる。しかし前者の場合も、維持療法が順調であれば患者はほとんど副作用を感じないことも多く、また後者であっても患者は通院しているのだから、見かけ上はあまり変らない。

現代の癌医療では、こういうのは一つの理想型である。つまり、高血圧や糖尿病のように、「治ってはいない」(なぜならば、患者は定期的に通院して検査も受け、また薬も処方されたりしている)のだが、慢性疾患として「さしあたってどうこうということはない」状態に持ち込めているのだ。

治ったつもり

こうなった時に、患者が「治ったつもりになる」のは人情である。一番初めの、家族とともに涙ぐんでいた極度の緊張状態を続けることは、人間には不可能である。気が緩む。最初は気を緩めないように、と思っていても、緩めたってべつに何が起るわけでもなく、どうしても緊張は薄れる。外来では患者も家族も明るくなり、どうかすると我々は神様の如く感謝される。

だがもちろん、病気は治っていない。そのうち必ず再燃（悪化）する。それを我々は知っている。しかしそのことを、この平穏な状況の患者と家族に、改めて思い知らせるべきであるのか。「今は良くても、そのうち必ず、また悪くなるのだよ」とダメ押しをすべきなのか。

前著『医師の一分』でも紹介したが、そういう「寛解状態」まで至らない治療中の段階でも、転移病巣のある大腸癌や肺癌の患者（治癒する可能性は皆無の状況）の7割から8割は「治る可能性がある」と思っている、という調査報告がある（Weeks JC, et al. New Engl J Med 2012; 367: 1616）。そして、そう「誤解している」患者では、病気は治らないと「正しく認識している」患者に比べ、医者との関係は良好だったそうだ。

もしかしたらこのアンケートで、患者は、分かってはいるのだがあえて「希望的観測」を答えたのかも知れない。これを完全に打ち砕き、「いいか、治らないのだぞ」と入念にトドメを刺すことが「正しい」ことだと、誰が言えるか。

しかし、一方、ハッピーな患者につきあって、こちらも能天気に喜んでいたらどうなるか。最悪のシナリオは、患者が命綱である維持療法を受けなくなることである。点滴ならまだこちらも把握できるのだが、処方した経口薬を飲んでくれなくなったらどうしようもない。

そういうことがなくても、必ず起る再燃の時に、我々は患者や家族と同じように青天の霹靂のごとく慌てふためくことになる。「いや、私には分かっていた」なんてその時言おうものなら、余計に恨みを買うことになりかねない。それならどうしてそう言ってくれなかったのだ。そうしたらあの仕事なんか始めるんじゃなかった。またこの間のCT検査を、自分の都合で延期したりしなかった。

何か悪いことが起った時に、誰かを責めたくなるのも人情である。今まで上手くいっていればいるほど、落差は大きくなり、恨みの矛先はこちらへ向いかねない。

だけどそれってそんなにまずいことなのかな？　我々が恨まれるのを我慢すればいいだけだと思わないか？　……そう、君が答えた通り、その結果、患者が「裏切られた」

と考えて我々への信頼を失ってしまうのは、患者にとっての不幸なのだ。

しかし、もとに戻って、では順調な時期にどうすればいいのか、という疑問には、クリアカットな答はない。

あまりに楽観的な患者は、時々締めなければいけない。ＣＴなんかの検査をオーダーする時は一つの機会だな。「再び悪化する危険があるからこそ、こうして検査をするのだ。治っていると分かっていれば、そもそも外来に来る必要もない」と、それほど大袈裟でなく釘を刺すことができる。

逆にそうすると、またやたらと検査結果を心配し出す患者もいる。そういうのにはどうする？　なに？　「あなたが心配する必要はない、心配は私がする」って言うのか？　人の台詞を横取りするんじゃない。まあこの言葉が必殺技として効く相手に対しては、どのみち大した問題にはならないのだけどな。

偉そうにするな

いずれにせよ、少なくとも我々だけは、この安定が「嵐の前の静けさ」であることを認識し、いずれ来る嵐に対処する準備をしなければいけない。

その一つとして、極力「偉そうにしない」ということが大切である。「お前がどの口で言うか」というような顔をしている諸君も多いようだが、私だって、君らに「教えてやる」時と、患者さんの診療をしている時とは態度が違うのは当たり前だ。

かの朝日新聞がどうして一連の誤報問題で袋叩きに遭っているかというと、もともと朝日に、自分こそ正義や良心の具現者であるという態度があからさまだったからだろう。

商業マスコミなんてどこも売らんかなが第一の姿勢である。朝日だってそうなのは、高校野球を炎天下に強行スケジュールでやらせ、選手に熱中症のリスクを強いて、それを販売促進のネタにしていることからも明らかである。旧帝国陸軍のインパール作戦と大して変わらない。

そのくせ朝日は「クォリティ・ペーパー」を自任し、「なにを偉そうに」の「上から目線」でものを言うかと、少なくとも書かれる側や同業者からずっと思われていたから、ここぞとばかり大バッシングを受けたのだ。賭けてもいいが、あれが毎日新聞だったら、あそこまでの大騒動にはならなかった。途中で「弱いものいじめ」と思われてしまうからである。

まして、朝日以上に反安倍キャンペーンを張っている日刊ゲンダイは、どこからも叩かれない。ゲンダイは小沢一郎センセイ「復権」を必死に提唱し、参院選の時は自民大敗の、また都知事選の時には細川候補の大逆転勝利の見出しが躍っていたが、これら「誤報」をどこかに咎められたという話は全くない。はなから誰もゲンダイを信用しないと言ったら失礼になるが、「売るための煽情」の旗幟鮮明であるから、「お前は何様だ」という反感を買わずにすむのである。

助からなかった方が感謝されるのはなぜ?

朝日やゲンダイはどうでもいいので本題に戻る。経過が順調な時には、自分の治療方針が正しかったことを強調しない。「結果的には上手く行った」のは「患者さんもそう決断してくれた」「家族も支えてくれた」「ナースその他もよくやってくれた」、そしてなにより、「運が良かった」ということにしておく。そのためには、患者の信用を、こういう「結果」からではなく、日常のコミュニケーションから得ておかねばならない。

理屈からすると、それでは嵐が来た時には患者や家族やナースその他が悪かったのか、ということになるが、経験上そう突っ込まれることはまずない。大抵「これはこういうものだ」、もしくはそれで足りなければ「ちょっと幸運が続かなかった、またつかみ取ろう」ということで済む。

一つだけ気をつけておくのは、子供に対してで、「ボクが良い子にしているからお母さんの調子が良い」なんてことは言うべきではない。これは周囲の、たとえば爺ちゃん婆ちゃんにも言わせてはならない。子供は真に受けるから、いざ患者の具合が悪くなった時に、「自分のせいだ」と真剣に悩んでしまうのだ。

ところでこういう注意は、言われてみれば当然のようであるが、現場では時として抜け落ちてしまう。なんたって我々は「人を助ける商売」だと、自分でも考えているから、その主目的が順調に遂行されると、「うまくいってるからいいじゃないか」と思ってしまうのである。

シアトルの大学病院からの報告でこういうのがある。ＩＣＵ（集中治療室）に収容されて治療を受けた患者の家族にアンケートを行ったところ、無事生還した患者の家族よりも、死亡した患者の家族の方が、満足度が高かった（Wall RJ, et al. Chest 2007; 132: 1425）。とくに、家族に対する配慮やサポート、コミュニケーションというような項目でその差が大きかったという。

これは考えてみると非常にありがちな話である。つまり、患者が不幸にして死にそうだという時には、医療スタッフは「気の毒な」家族に対してなるべく精神的サポートをしようとする。その一方、助かりそうな患者では、家族はそれで満足だろうと勝手に解釈して、放ったらかしになってしまうのである。つまり、「うまくいってるからいいじゃないか」だな。指摘するまでもなく、ＩＣＵのスタッフはみな忙しいのだ。

患者は生きるか死ぬかの瀬戸際で、多くの場合意識もないからコミュニケーションもへったくれもない。むろん、医者もナースも、全力で治療に当たっている。実際、生き残った患者と死んだ患者の家族では、治療に関しての満足度には差はなかったそうだ。だから診療の手を抜いたのでは、とかなんとかが問題にされたのではない。

本来、ＩＣＵの目的は「患者の救命」であることは言うまでもない。だが、それは「最大の目的」であるのだが「唯一の目的」ではない。不幸にして患者が死んでしまうという、「目標非達成」の際には「副次的な目的」が浮かび上がるが、「うまくいった」時は埋もれてしまう。結果、そのことで逆に家族の恨みを買う……そこで溜息をついている場合じゃないぞ。

もう一つ、我々は無意識のうちに、患者を他の患者と比較している。あっちの患者に比べて、この患者の治療はうまくいった。そう思ってしまうと、思わぬ地雷を踏む。患者にとっては、同病の他人がどうなろうと、知ったことではないのだ。

人間には負い目が必要

先に私は、治療が順調で寛解状態に入った患者では、過度に楽観的になって「治った気になる」のが問題だと言った。この場合、認識が甘くなるのもまずいが、「正しい」認識を持ち続けるというのも患者にとってはストレスになる。

シアトルのフレッド・ハッチンソン癌センターのジョーンズ先生という人がこういう例を紹介している（Jones RL. J Clin Oncol 2014; 32: 3449）。ジョーンズ先生はP夫人に、癌の再発であり、転移があるので治らないという宣告をした上で、治療を開始した。P夫人は落ち着いて話を聞き、治療に同意した。

治療はうまくいき、P夫人は完全寛解、つまり病気は一見消失した状態に入った。副作用も大したことはなかったが、治療のために、P夫人は夫とともに、シアトルまでの長距離を通院しなければいけなかった。地元の病院ではこの治療はできない。

ある日、ジョーンズ先生が、検査の結果、今回も病気は治まっていると報告した時、ついに彼女は爆発した。いつまでこれを続けなければならないのか？　やめるわけにはいかないのか？

Ｐ夫人は病気のことをよく分かっている。同病の他の患者は自分よりもずっと経過が悪いこと、自分の治療は効果があるだけでなく副作用も軽く済んでいること、そして治療の性質上、やめると再燃することも知っている。だからやめる勇気もない。実際、Ｐ夫人はまくしたてた後、その日の点滴を受けるために治療室に入った。

ジョーンズ先生は考える。我々は時として厳しい状況に直面し、治療の中止や、末期ケアについて患者と「辛い」話をし、支えなければならない。ただし、先行きの見通しが開けないまま「うまくいってる治療」をずっと続けることは、もっと辛い、ということもあるのだ。Ｐ夫人はジョーンズ先生と話し合い、治療を続け、寛解状態のままだそうだ。

これを患者のわがままというのは簡単である。実際に、半分はわがままなのだろう。だけど、人間はそういうものだとマキアヴェッリが喝破したというのは前章で話したよな。Ｐ夫人に、「あなたは他の患者に比べてラッキーだ」なんて言っても仕方がないし、おそらく言うべきでもない。

人間には負い目が必要であるというようなことを曽野綾子さんがよくおっしゃってい

るが、その通りだな。私が言うと説得力に欠けるが、我々は、謙虚にならねばならない。うまくいっている時こそ観察眼を磨き、備えを怠ってはならないらしい。その結果は、経過が暗転した時に明らかになる。

宮城谷昌光『三国志』（文春文庫）に、印象的な場面がある。街亭の戦いで、諸葛亮孔明率いる蜀軍は、属将の馬謖の軽率な行動のため、魏軍に大敗した。見苦しく撤退した馬謖と対照的に、歴戦の老将趙雲は、追撃する敵を防ぎ整然と引き揚げ、孔明を感心させた。宮城谷は記す。「趙雲と馬謖とでは、将としての格がちがう。それは勝ったときではなく、負けたときによくわかる」

先の、ジョーンズ先生は、「成功は最終的なものではない。失敗は致命的なものではない。大事なのは、続ける勇気だ」というチャーチルの言葉を引用している。我々の仕事にハッピーエンドはなくて、すべてがプロセスの話であり、我々はいずれ必ず、真価を試される「負けたとき」に直面する。

もう一つだけ紹介する。ニューヨークのメモリアル・スローンケタリングという超有名な癌センターの緩和ケア医であるグレア先生の経験である（Glare PA. J Clin Oncol 2014; 32: 355）。

どうしてもコントロールがつかない乳癌の胸骨転移腫瘤のため緩和ケア科に回って来た患者に、グレア先生は大胆にも外科的切除を提案した。手術は成功し、患者は痛みから解放され、先生に「私のエンジェルだ」と抱きついた。

グレア先生はこう書いている。「患者は対症療法の目的を誤解することがよくあり、このケースもそうだ。彼女は治った気でいるが、もちろん治ってはいない。私は彼女の命を助けたわけではないのだ。彼女のエンジェルは私でなく、内科や外科や麻酔科の担当医達だろう。ただ、今のところ確かに、彼女の状態は良くなった」。こう冷静に分析した上で、先生は考察を続ける。

「しかしそれでも私は、あの『手術をしよう』という提案はあまりに無謀だったのではないかと反省している。そして、いつ彼女は、緩和ケア科の私の外来に再びやって来るのだろうか」

私の解説など不要だろう。諸君、これこそがプロの姿だ。

9 引っ込みがつかない時

羽生選手の強行出場は正しかったか

いささか旧聞に属するが、フィギュアスケートの大スター、羽生結弦選手が上海での国際大会で練習中に中国の選手と激突し、頭部等を負傷した。羽生選手とその中国選手は応急処置（というよりほとんど傷に絆創膏を貼っただけ）を受けてそのまま強行出場し、なんとか最後まで演技した。

彼らが競技を棄権しなかったことについては賛否両論ある。とはいうものの、賛成して「感動した」とか言うのはみな素人である。かなりの衝撃が想定される頭部外傷の直後に、ＣＴも撮らずにそのまま頭を振ったり回したりするのは、パンチドランカーの徴候が出ていた矢吹丈がホセ・メンドーサと闘い、コークスクリューパンチを浴びるくらい危険である。

頭に血が上り、実際に血を見て興奮状態にある未成年の羽生選手たちが「やります」というのは当然である。それを止めるのが分別ある大人なのに、一緒になって興奮や感動してどうするよ。

ただし私は、もしかしたら「冷静に」ことの成り行きを喜んだものもいるのかな、と想像している。ここで彼らが棄権したら競技会はドッチラケであるが、「無理して出場」したために会場は大盛り上がりで、中継していたテレビ朝日の視聴率もさぞ上がったことだろう。

さらに非人道的なことまで書くと、私は、大会やテレビ局の関係者の中には、心の隅で、羽生選手が演技終了後ばったり倒れて人事不省、という展開まで期待していた人間がいたのではないかと疑う。なぜなら、人間は本質的に品性下劣であって、我々は眼前で惨劇が起ることをひそかに期待するからである。それは、剣闘士を声援するローマの民衆の時代から変らない。

もっとも人気の羽生選手がそのまま息絶えてしまったら金の卵を産む鶏を失うことになるので、そこは後から「奇跡の復活」を遂げてくれなければいけない。そうそうまいこと調節はできないか。

これ以上不謹慎な話を続けると、フィギュアスケートの大ファンである私の家内の手によって私の方が頭部外傷を負いかねないのでここらでやめる。本章の本題は「引っ込みがつかない時」である。

ムリと言えない心理

仮にあの時、羽生選手が途中で「やっぱりできないかな」と思ったとしても、コーチらを振り切って「やる」と宣言した以上、途中で「やっぱ、ムリみたいです」とはなかなか言い難いであろう。また、彼と衝突した中国の選手は、羽生選手以上に重症のようで、一旦棄権を表明したが、その後撤回して出場した。おそらくは、「羽生が出るのに出ないわけにはいかない」、という心理が働いたと思われる。自国の大会であるからプレッシャーもあったことだろう。

いくら周囲が口先で、または心から、「無理するな、遠慮なく棄権を申し出ろ」と言ったとしても、とくにああいう若い人にとっては「出ると決めた以上は」、ということが「引っ込みがつかない状態」につながるのではないかと想像される。これはまさに我々が臨床現場で、患者に、また我々自身に、頻繁に見出す心理状況でもある。

　そんなに気取って言わずとも、こういうのはどこにでもごろごろ転がっている。オバマ大統領はシリア情勢で「レッドライン」を口にして引っ込みがつかなくなり、議会に丸投げした挙句に、プーチン大統領の仲介に助けてもらった。そのプーチンもウクライナ情勢では二進《にっち》も三進《さっち》もいかない。その他もろもろ、いわゆる「泥沼」は大概これである。表現にはいろいろあって、振り上げた拳を下ろせない、とか、面子を保つため、行き掛り上、等々、すべて同じことを指す。

　著名人が癌にかかる。本当は無事に治療が終わったところで報告をしたくても、スケジュールが詰まっているはずの人気者が表に出ないと「バレて」しまう。そこで「先手を打とう」という配慮からか、「これから手術を受けて癌を治してきます」というような宣言をすることが、よくある。その嚆矢は、あの有名キャスターさんだったか。よく知られているように、あの方はお気の毒にも、開いたら胃癌が腹腔内全体に広がっていて、切除不能であった。これは、あえて手を付けずそのまま腹を閉じて、善後策を考えるべき状況である。しかし、事前に記者会見して「癌に負けない不屈の闘志」を見せてしまったこの患者に、執刀医は無理な手術を強行した。患者が「引っ込みがつかない」という配慮もあったかも知れないが、医者側にも「ここで止めたら失敗と言われる」という「面子」、つまり「引っ込みがつかない」事情があったのではないか。

こういうのを「社会的適応」の手術と称し、医療では忌むべきものの一つである。しかしそういう名前がついているというのは、つまりは頻繁にやられている、という事実の裏返しでもある。

がんセンターでもこんなことがあった。「東京に行って手術して治して来る」と宣言して上京したある地方自治体首長の肺癌が、実は手術しても仕方がなくて、抗癌剤で治療すべきタイプであると分かった。この時は、「本人が公で言ってしまった以上は手術をする」と言い張る外科部長を、内科外科のスタッフ総出で羽交い締めにしてなんとか止めた。

医者の都合

もっとまずいのは、患者の事情より医者の都合が優先することで、これはいまだにあるのが残念でならない。

某大学病院で、ある著名人の胃癌を「負担の少ない」腹腔鏡手術で治すと公表した。

実際に執刀してみると、病巣の位置その他の関係で、腹腔鏡では困難であることが分かった。

こういう時は、すみやかに通常の開腹手術に切り替えればいいだけの話である。ところが手術室内で「指揮」していた外科の教授が、「それでは記者会見の内容と違い、失敗と言われる」と抵抗し、通常手術の3倍の時間をかけて腹腔鏡手術でやり切らせたそうだ。そのためもあってか、患者さんは術後に何度か腸閉塞を起こしてしまった。幸い現在は回復されているようだが、あの時、私の知っている外科医はほぼ全員、「あれが負担の少ない最新手術かよ」と呆れていた。

この、「大学病院の面子を保つための腹腔鏡」は論外としても、私だって、時として、無理な化学療法を強行する羽目に陥る。社会的適応で手術を行う外科医を嗤う資格はなさそうである。

癌が進行していることを、患者も自覚症状で感じ、死の恐怖に怯える。だが効果が期待できる治療はすでに尽きている。それでも何かないのか、まだ自分は抗癌剤に耐えられる、と本人が強く希望する。客観的に考えるとリスクの方がはるかに上回る状況で、私はよく、治療を回避せんがために、あえて条件を出す。これこれの血液検査の数値がこの基準をクリアしたら、次を考えよう。

「抗癌剤は、1コースだけでは効果が出ないんですよ。何回もやったから、ご存知でしょう？　だから、今やったって、そこで止まってしまって何にもならなくなる。この数字がここまで改善すれば、なんとかできると思う。それまで待つしかない」

もちろんそれは、実のところ癌の進行に伴うデータの悪化であるから、普通に考えれば癌の治療を差し控えている限り、越えられないはずのハードルである。ところがどうしたはずみか、本人の気合の勝利か、次の検査であっさりクリアされてしまった。こうなると、「引っ込みがつかない」。レジデントに「本当にやるんですか」と訝られるが、「仕方ない。約束だからな」と呟いて行うその治療は、むろん碌な結果にならない。副作用によって死なせてしまった患者の家族が、後から、恨み言をもらしてくれればまだいいが、「おかげさまで本人は最後まで希望を持って治療することができました」なんて言われると非常に辛い。

だけどもしかしたら、患者本人も、行き掛り上、「データが改善した」ことで引くに引けなくなって治療に突入したのかも知れない。それこそ羽生選手と同じように。

後戻りできない

私はかつて、上司の家族の肺癌を治療した。患者には心臓病もあって、いつ致死的な心臓発作を起こすか分からない状況にあった。抗癌剤のリスクは高く、私は投与の中止を勧めた。しかし、ご本人は、「心臓発作はいつ起こるか分からない代わりに、しばらく起こらないのかも知れない。それなら、癌の方を放っておいて、座して死を待つのは耐え難い」と強く主張した。この時の抗癌剤は、確かに肺癌に対しては、一定の効果が期待できた。それならば、ということで私は治療を行った。

患者さんが亡くなった後で、私の上司がその体験を手記にされた。患者さんはこうおっしゃっていたそうだ。「自分は抗癌剤などやりたくない。それでもこういう辛い治療を耐えているのは、あなた（上司）のためだ。立場上、家族が癌治療を諦めるというわけにはいかないだろうから」。私としては、「話が違う」と言いたいところである。

結局、患者さんの本心がどこにあったか、今となっては分からない。たぶん両方とも本心であり、それは揺れ動いていたのだろう。では私は途中で、「やめましょうか？」と何度も念を押すべきだったのか？　だけど、仮にあなたが、本当に闘病意欲に燃えて苦しい治療を受けている時に、担当医が「辛いでしょう。やめましょうか？　やめましょうよ」などとわきで囁くのは、それはそれで耐え難いことではないだろうか？
かくして医者も、患者も、ブレまくりながら手探りを続けるのが現場であるのだが、最近、末期の患者への治療をいかに差し控えるか、という論文が欧米から繰り返し出されている。それには、無駄な医療費を抑えるという本音も見え隠れするが、こういう治療はもう一段「引っ込みがつかなくなって」、更に後戻りできない泥沼にはまりやすいという理由もある。

抗癌剤治療を開始してしまった以上、もしくは手術をしてしまった以上、その副作用や合併症で患者を死なせるのは、医者にとっては避けたいところである。たとえ患者が「治療をして、その結果で死ぬのは本望」と本気で考えていたとしても、「やっちゃった」側としては、「殺してしまった」感が拭えない。「仕方のない病気」で亡くなるのとはわけが違う。かくして悪化した時に、無理な「延命治療」に走りがちになる。

ハーバード大学などからの報告では、末期の癌患者に抗癌剤治療を行うと、臨終の際に無駄な心肺蘇生をする羽目になったり、集中治療室で亡くなったりする（つまり安らかに死ねない）可能性が高くなるそうだ（Wright AA, et al. BMJ 2014: 348: g1219）。どこでどう死のうと、本人が納得していればいいようなものだが、これはさすがに途中で「こんなはずではなかった」と、本人含めみんなが思っていた（けど止まらない）場合が多かったのではないか。

これとは別に、ニューヨークで緩和医療と医療倫理を専門にするマイヤー先生はこのような例を紹介している（Meier DE. Health Affairs 2014; 33: 895）。

ジェニーは何年も肺癌の治療を受けていた。経過が思わしくなくなってきたが、彼女の担当医は常に、「次はこう治療しよう」「今度はこの薬を使おう」と言い続けた。だけど効かなかったら？　病状が悪くなったら？　自分はどこで、どのように死んでいくのか？　ジェニーの疑問に担当医は「そんなことを心配する必要はない」としか答えない。彼女はマイヤー先生に相談した。

マイヤー先生は彼女の担当医に会って訊いた。今、ジェニーに勧めている次の治療は、効果があると思うのか？　「ないだろう」。ではどうしてそう治療しようなんて言っているのだ？　担当医は答えた。「私はジェニーに、私が彼女を見放した、なんて思ってほしくないのだ」

ジェニーは治療をやめ、ホスピスに入った。臨終の数日前、ジェニーは、マイヤー先生を通して、「私は彼女を見放してしまった」と落ち込んでいた、もとの担当医を呼び出した。彼女はその担当医に長年の治療のお礼を言い、別れを告げたという。

こういう「美談」をそのまま受け取るほど、私は素直ではない。この話は本当で、実際、医者が自分の「思い込みと行き掛り」で治療をやり過ぎてしまうことはあるだろう。それも頻繁にあるだろう。だが、医者の方が及び腰で、もうやめようと言うのに、頑として患者が治療中止を拒否する、という例もまた、同じように多い。「先生は俺を見捨てるのか」という患者の台詞も、私は確かに何度も聞いた。だから私には、ジェニーの担当医の気持ちがよく分かる。

この担当医は、ジェニーが「治療が効かなかったら、自分はどうなるのか?」と訊いてきた時に、彼女とホスピスケアについて話せばよかった。そう考えるのは後知恵である。多くの患者は、こういう質問で鎌をかけながらも、本当は末期のことなんて聞きたくはないのである。事実、聞かされたら激昂したり鬱になったりする。ジェニーのように、受容できている患者はいい。そうでない患者に、死を受容するよう強要することは我々にはできないし、そうすべきでもない。

とはいえ、「治療をやりたい」という患者の「本心」が、ただ単に「引っ込みがつかなくなった」だけのことであるのなら、それをきちんと止めてやるのも、我々プロの務めである。ずっと気を張ってきた患者が、「ちょっと休もうか」と言った途端に実に安堵した表情を見せることがある。それもまた我々が経験する事実なのだ。

治療は目的ではないのだが

まとめにかかる。仮に患者が希望することであっても医学的に不利益になることはすべきでない。アメリカンジョークに、弁護士が弱気になった顧客を、「最後の1セントまで戦うべきです」とか励ますのがあるが、ああいうのは反面教師である。

その一方、本当に闘病の意欲が高い患者に対し、「データがないから」などという理由だけで、無理やり諦めさせるのも正しくない。そういう態度をとり続けると、患者は、「治療をやってくれる」病院や民間治療の餌食にされて、高額の金をふんだくられる道を辿ることになりかねない。

そういう、「やってはいけないこと」に比べ、「すべきこと」は明らかではない。一連のプロセスの途中で、患者の「意思」は揺れ続ける。我々も迷い続ける。その中で、肚の探り合いみたいなことをしながら進んでいかねばならない。

この治療は本当に意義のあることなのか、それとも単に行き掛り上だけのことなのか。

まずはこれを見極める。後者なら、治療は目的ではなくて手段なのだと、お互いに確認し、「引っ込みがつかなくなった」状態から、本筋に戻す。

言うは易く行うのは難しい。医者が、「ああは言ったけどやっぱり……」と豹変するのにも、患者に、「そう考えていたけど、それなら……」と翻意させるのにも、よほどの信頼関係とグッドタイミングが必要である。

うまく行けば狐憑きが落ちたようにすっきりすることでも、頭に血が上ったその場では「これしかない」と思ってしまう。古来、騎虎之勢という。虎に騎《の》ってしまったら、降りると食われてしまうから、行くところまで行くしかない。たとえそれが思い込みであっても、残念ながら虎も狐も退治することは容易ではないのが現実である。

10　ヤブヘビについて

なぜ当たり障りのない話になるのか

　ところで研修医諸君、君らの指導医は親切にものを教えてくれているか。その昔、私が研修医だった頃、うちの医局では教育熱心な教授に感化されて医局員も下の指導に時間を割いていたが、よそにはひどいところもあったようだ。ある医局では、指導医は週に一度の教授回診の前だけ病棟に顔を出し、研修医に「君の受け持ちは何人？　あ、そう。大変だね」と言っておしまい、という話も聞いた。

　君の場合、指導医が丁寧に教えてくれるのはいいが、なかなか一人前扱いしてくれないのが困る、というのか。そんなのは仕方がない。向こうからしてみると、いくら最新の知識があっても、経験に乏しい医者は、何するか知れたもんじゃない、という恐怖がある。君もすぐにそれがわかる立場になるよ。

その中でも、「患者や家族に余計なことを言うんじゃないぞ」と釘を刺されることは多いだろう。言われてみるとなかなかこれは難しいことだ。患者やその家族はとにかく医者に何か言ってほしい、説明してほしいと思っている。「説明責任」なんていう、無責任な流行語が出てきたくらいである。ところが「余計なこと」を言わないとなると、「当たり障りのないこと」しか口にできなくなり、結果、患者側には「あの先生に聞いても何も話してくれない」という不満が生じてしまう。

だがしかし、患者を安心させよう、つまりよかれと思って言ったのが「余計なこと」で、藪蛇になってしまった、という経験は、君らの指導医にも、もちろん私にも、嫌になるほどある。

癌が再発した患者に対し、慰めようとした若い医者が、「2年くらい元気でいた方もおられますし」なんて言ってしまって患者を愕然とさせる、なんてのはよくある話である。「良くて2年」しかないのか！　患者の病識を確認せずに、医者の感覚から「よかれと思って」不用意に吐いた言葉で墓穴を掘るのだ。

というわけで本章のテーマはこの「ヤブヘビ」である。

余計な一言で

この原型の一つは、「語るに落ちる」という言葉で表現される。そのつもりでなくても、わざわざ言及することによって、問題点が明らかになってしまうことだ。この手の話はいくらでもある。

ピンと来ないか。たとえば、中国の「汚職撲滅」運動なんかは代表で、大々的なキャンペーンをすることによって、いかに中国の役人どもが腐敗しているかが、全世界に喧伝されるのである。同様に、いまどき国名に「民主主義」とか「人民」などと標榜する国家は、専制独裁制を敷いているとすぐわかる。

こんな単純な例ではいまいちなら、こういうのはどうだ。ちょっと前に私は、池袋の北口周辺をタクシーで通ったが、どうにも柄のよくない男女がやたらうろついていた。そして商店街の看板に、「安心して歩ける街作り」とあるのにびっくりしてしまった。ここは安心して歩くことができないところだと教えてくれるのは有り難かったが、それをバラしてしまっていいのかよ。

もう一つついでに言うと、かのヒポクラテスの誓いの中に、こういうのがある。「どの家に入ろうとも、それは患者の福祉のためであり、……とくに男女を問わず、……情交を結ぶようなことはしません」（小川政恭訳『古い医術について』岩波文庫）。これでつまり、その時代から、患者やその家族と関係してしまう医者がいた、ということが分かる。

余談だが、ある弁護士さんからこういう話を聞いた。ヤクザの親分Aが、対立するBを消そうとする時には、ヒットマンを呼んで、こう指令するそうだ。「いいか、あいつには絶対に手を出すなよ」

これを文字通りに守って手を出さないような奴は、極道の世界でも出世できない。Bがうちの組と対立していることは皆が知っている。それを、わざわざ親分が「手を出すな」というからには、「殺ってしまえ」ということだ、と頭を働かせないと鉄砲玉失格なのである。むろんA親分は「手を出すな」と指令したのだから、罪に問われない。

ええと、私はなんの話をしていたんだっけ？　そうだ、藪蛇のことだった。だからつまり、そのつもりではなくても「わざわざ言及した」君の一言が「余計」であって、藪蛇になる、というのはありがちなのだ。

癌検診のパラドクス

だがそんな程度の、つまり君らが黙っていればいい、というような次元で済むのなら、あえて本書で取り上げるまでのことはない。現代の医療は、藪蛇との戦いという側面をもつ。

諸君は癌検診の意義について知っているか？　なに？　早期発見して早期治療し、患者を救うのがそうだ、って？　おいおい、曲がりなりにも医療者たるものが、そんなド素人レベルでは困るな。

1993年以来、韓国では甲状腺癌の検診が盛んにやられた。国をあげて推進された癌検診全体の中には入っていなかったのだが、なにせ甲状腺の検診は超音波を用いるので放射線被曝もなく人体に無害であり、かつ安価なので、「オプション」として組み込まれやすかったらしい。その結果、韓国では20年間で甲状腺癌の「発生率」は15倍に上昇した。チェルノブイリ事故みたいなものが起こったわけではないので、これは「癌の発生」が実際に増えたわけではなく、「もともとあったのを見つけた」ということになる。

見つかった甲状腺癌は「治療」される。治療法は、多くが手術での甲状腺全摘であった。それでもって甲状腺癌で死亡する患者の数が減ったのならいいのだが、実際には全く変化がなかった。つまりは「治療された」甲状腺癌のほとんどは、放っておいてもなんら害のない（いわば近藤誠理論の「がんもどき」のような）ものだったということになる。典型的な「過診断・過治療」である。甲状腺摘出手術を受けた人のほぼ全例が甲状腺ホルモンの補充を必要とし、中には声帯神経麻痺などの重大な後遺症が出た人もいたという（Ahn HS, et al. New Engl J Med 2014; 371: 1765）。

ダートマス大学のウェルチ教授という人は、この「治療」の実害を避けるため、一番いいのは検診を受けないこと、次善の策としては見つかっても何もせず経過観察だけにしておくこと、を推奨している。しかし、そうは言っても、「見つかっても何もしない」というのはなかなか心理的な抵抗があるだろう。癌の検診を受け、癌（らしきもの）が発見された、という心理的な負担、しかも「それを放っておく」という恐怖。いくら「データによれば大丈夫」と言われても心配でたまらなくなる、というのが人情だろう。甲状腺癌が進行して亡くなる人も、確かにいるのだから。

これはつまり壮大な藪蛇なのだ。ついでに言えば、福島で子供の甲状腺検診をするのは、同じ藪蛇を出す可能性がきわめて高い。「よかれと思って」やっていることなのだろうが、「地獄への道は善意で舗装されている」というではないか。

実のところ、癌検診のうち有効性つまり「これによってその癌での死亡が一定以上の割合で回避される」ことが証明されたものは、驚くほど少ない。多くの検診は、それでは商売にならないのでいろんなものをくっつけて「セット」にしている。

甲状腺のように、実際に「癌」を見つけてしまうものは少なくても、「検診でひっかかって」精密検査を受ける羽目になる、というのは非常に多い。その中には身体に侵襲(負担)を加える、つまり直接的な不利益をもたらすものもある。そうでなくても「引っかかった」イヤーな気分、というのは、君らにも想像がつくだろう。これ全部、藪蛇である。

情報過多の罪

あ、ついでだから、「癌検診で疑いありと言われた」人を安心させる方法、というのを教えておいてやろう。ある検診の方法では、癌患者の90%を正しく「癌の疑い」だと判定する。一方、健常人では80%が「異常なし」だという結果が出て、20%では間違って「癌の疑い」が出てしまう、とする。この検診を受けて「癌の疑い」と出てしまった人が、真っ青になって君のところへ相談に来た。どうする?

なに？　やっぱり80％もしくは90％の確率で癌の可能性があるんじゃないのかって？　そんなわけないだろ。検診は無症状の、「自分は健康だ」と考えている人間を対象にするのだから、1万人の受診者がいたとして、本物の癌患者はせいぜい100人だろう。その100人のうち90％の90人がこの検診でひっかかる。対して、健常人9900人のうち20％、つまり1980人に「癌の疑い」という結果が出る。つまり、検診で「異常」と判定される人は1980＋90で2070人、うち本物は90人で4・3％というのが正解だ。

藪蛇は検診だけの問題ではない。私は小さい頃、すごく心配性だった。自分や家族の身体に少しでも具合が悪いところがあると、すぐに百科事典などで調べて、癌ではないか難病ではないかと余計な気を回した。あまりに気に病むので母からも「鬱陶しい」とよく叱られたが、この癖はなかなか直らなかった。そのくせ父親が糖尿病と診断されたときは「なんだ糖尿か」と気にしなかったのだから間抜けなものである。

ところが、せっかくそれらしい項目を探し当てても、子供には難しくて理解できない。なにせ「百科事典」にはなんでも書いてあるのだから、恐ろしげな記載ばかり目につき、怖くてたまらないのに読まずにいられない。多くの場合不安は解消されるどころかますます悪化した。これもまた別種の藪蛇である。

その通り、これは今の癌患者が、不安に駆られて「情報」を求める姿と全く同じだよな。マスコミは情報の少なさが患者の不安につながるなどと煽るが、嘘っぱちもいいところで、情報「過多」の方がよほど問題である。藪の中をつつけばつつくほど、蛇がうじゃうじゃ出てくるのである。これが怖くないはずはあるまい。

以前、『衆愚の病理』（新潮新書）に書いた話だが、京都で研究倫理を教えるK子先生は、ご自身の癌を疑った時にがんセンターのホームページの情報を見て、とにかく患者を怯えさせる「恐ろしい話」ばかりが書いてあり、闘病意欲を削ぐと嘆いておられた。先生は「情報は力なり（ベーコン）どころか、情報は害毒なり、です」と断じていた。

そして、子供時代の私は百科事典に頼るしかなかったが、ある意味で悪いことに、今はインターネットでこれでもかというくらいの「情報」が手に入る。もっと悪いことに、それは百科事典のような信頼性をもつものばかりではなく、玉石混淆である。またさらに悪いことに、検索して出てくる順番は科学的に正しいかどうかと無関係である。少なくとも日本では、ネットの検索結果の順番は正確性と一致しない（Goto Y, et al. J Thorac Oncol 2009; 4: 829)。

誰も彼も怖くてたまらない。怖くてたまらないのだけれども調べずにはいられない。外来患者の中に、ネットのプリントアウトの束を山ほど抱えてくる人も多い。皮肉なことに、患者を恐怖に陥れる「悪い情報」は、大抵ちゃんとしたサイトからの「正しい」ものであり、「希望」として持ってくるのはいかがわしい民間療法であったりする。

こういう患者への対処は難しい。「知らぬが仏」とはいいながら、知ってしまったものをチャラにするわけにはいかない。それに患者自身、「知ってしまったこと」自体を後悔しているわけではないのだ。「知らん仏より、知っとる鬼の方がましじゃけの」と、この間亡くなった菅原文太演じる広能昌三も言っていた。え？　それは意味が違うって？　そうだったたっけか。

私はよく、「年間に肺癌になる日本人はざっと10万人、ものの本に書いてあることはその10万人の誰かには当てはまることですけど、それをみんな心配していたら、10万人分の苦労を引き受けることになってしまって、潰れちゃいますよ」と説明する。しかしこれで納得し、笑って済ませてくれる患者は、もともとかなりの程度こちらを信頼してくれている人だけである。

藪蛇を一掃すればよいのか

後でも述べるが、なにしろ医療に「絶対」はありえない。だから「絶対大丈夫」とは言えない。万一間違ったらどうするか、見逃していたらどうなるか。それを避けるため、もしくは自分に責任が降りかかってくるのを逃れるため、過診断と過治療の「やりすぎ医療」は花盛りである。

ＵＣＬＡのホフマン先生たちが、根底には欧米の「間違いへの非寛容と咎め立ての文化」があると指摘している（Hoffman JR, et al. BMJ 2014; 349: g5702）。科学は不確実で、医療は人間がやる以上、ミスを避けることはできない。これを受け入れることができないから過剰医療はひどくなるばかりである。欧米に追従する我が国でももちろん同じことだ。

一旦つつき出してしまった蛇を「なかったこと」にすることは、なかなかできない。せいぜいできるのは、「それに対して検査したり治療したりするのにはこれこれのまずいことがあり、天秤にかけると放っておいた方がマシ」という、相対的なリスク評価に落とし込むことくらいである。蛇が怖いからといってマングースを導入すると、そのためにまた生態系が狂う、という「論理的な説得」である。しかしこれとて、相手が頭を冷やしてくれないとどうにもならない。蛇が怖いことには変わりはない。

それゆえ、こういう話をみんなまとめて潰してしまおうと、「医者になんかかかるな」という議論が出てくるのである。そして一定の支持を受けるのである。これは、藪蛇をすべて忌避する方法としては、論理的に正しい。ほとんど唯一の策ともいえる。だがしかし、それでみんな安心立命の境地になれるのだろうか？　藪をつつくのは人間の本能的な習性だとすれば、なかなかそうもいかないだろう。

ついでに言うと、「余計な一言」を出さないような人間は、そもそも気の利いた、面白い言葉も言えないのではないかな。だから藪蛇を一掃しても、世の中は住みよくならないかも知れないな。

とはいえ我々医者は、「異常を暴き出し、それを正す」のが商売だと、自分で思っているから、ともすると必要以上に藪蛇を出してしまう。それが人間一般の、つまり患者の性向に一致するとなれば、むしろ努めてブレーキをかけるように自覚した方が無難だろう。

藪をつついて、仮に蛇がいないことを確認したところで、そこには蛇以外の何かがまだ潜んでいるかも知れない。よって安心は幻想である。また一方、客観的には、無害な蛇がいようといまいとどうでもいいことである。だから危険も幻影である。ならばそれはそのまま放っておくのが、本来のプロの知恵ということになる。しかし人は危険の幻影に目を奪われながらも、安心の幻想を求める。

ここで「心配ない」と言えれば良いのだが、「絶対」はないのである。「そんなの心配しても仕方がないですよ」くらいの台詞で患者を正気に戻し、それ以上の藪蛇を避けることができるか、どうか。難しいと思うか。だがそのくらいには信用してもらわないと、何もできないんじゃないかな。「安心させる方法」については、お終いの方でまた考察することとしよう。

11 「本当のこと」は取扱注意である

告知が暴言だった時代

研修医諸君、本章はコミュニケーションの各論から総論へまた戻る。

医者が吐く言葉を「暴言」として、深く恨みに思う患者は多い。私の患者にもいるだろう。しかし、実際に「言ってしまった」内容は、我々からするとごく当たり前のことで、何がいけなかったのかよく分からない、という場合もしばしばである。ちなみに、私が研修医を怒鳴りつける、もしくは私が研修医の頃怒鳴られた「罵声」は、「そのつもり」で飛ばされるので、これとは異なる。

そこで、一般論として「暴言」はいかに生まれるか、を本章と次章で考察してみよう。

話はその昔、私が癌の病名告知を始めた頃に戻る。当時はこれを「暴挙」と考える医療者も多かった。

25年前、初期研修を終え、一人前の医者になったつもりでいた私は、大学に居場所を見つけられず、横浜の市中病院に就職した。そこでは、上司となる部長はじめ主要職員はみな慶応卒であり、東大出の私は好奇の目で見られた。

その病院で、多くの肺癌の患者を抱えていた部長が、「もう、患者には、癌の病名を言わないと仕方がないよな」と、診療の方針を転換することを決め、私も「そうですね」とすぐに賛同した。

当時、癌の病名告知は、アメリカでは一般的になっていたが日本ではほとんどされていなかった。院内政治家として敵も多かった部長と、慶応閥の中に一人だけ入り込んだ東大卒の若僧のコンビは、その意味でも突出していた。「先生、癌だって患者に言うんだってね」と、何度物珍しげに言われたことか。

時代は病名告知に流れつつあったとは言いながら、病院のバックアップもなしに蛮勇を振って一歩を踏み出した部長は偉かったと、今にして思う。院内から、揶揄の声はあったものの、表立っての批判はなく、かつ、部長は、看護部を抱き込んでそういう患者のフォローやケアの協力態勢もとりつけてしまった。

とは言いながらおっかなびっくりであった。まずは家族に、「我々はご本人に病気のことを申し上げます」という了解をとり、それから本人に告知をする。随分渋る家族も多かった。

そして本人には、いきなり「肺癌だ」とは言わない。「肺の悪性腫瘍である」と告げる。本人から、「癌ですか」と訊かれたら、「そうです」と答える、というステップを踏むことにした。病名告知が一般化していたアメリカでも、"cancer"という言葉を使うのはできるだけ少なくしろ、その単語は不必要に死を連想させる、という「注意」を喚起する論文が多かった時代である。

諸君、いささか年寄りくさいが、私は隔世の感を禁じ得ない。あの当時の、「言葉を選んで、慎重に」という、薄氷を踏む雰囲気など、今の現場には跡形もないようだ。当たり前のように、「あなたは手術不能の肺癌で、余命は1年程度と推定されます」という宣告がなされる。私などがそれに眉を顰めると、君らは意外な顔をしてこう言うのだろう。「だって先生、以前から癌の告知をやってたんでしょ？　患者に事実を知らせるためなんでしょ？　僕も本当のことを言っただけです。何が悪いんですか？」

そういう君達にはこの言葉を紹介しよう。「誹謗中傷よりも酷いことが一つある。それは、真実だ」「物事は、どういう態度でやるか、がすべてである」、いずれもフランスの外交官で政治家、タレーラン（1754～1838）の箴言である。

真実は危ない

もちろん、ここで、「真実を告げるな、隠せ」などと言うつもりは毛頭ない。だが、真実は、真実であるからこそ、「取扱注意」なのである。

わが編集者のいる新潮社は「真実を暴き、日の下に曝し、世間一般での正義に抵抗する」、という反骨精神を掲げている、のかどうかは知らない。しかしやっていることはそういうことだと、私も思っていた。ところが実際には、私が考えていた以上に「大人」である、と知ったのは『衆愚の病理』を上梓した時である。

この本は、本書と同様、今も続いている「新潮45」の連載をまとめたものであるが、その中で、私は、H元首相について、「精神を病んでいる」と、具体的な診断名をつけて繰り返し指摘した。新書になる時に、G編集長が、ここを削りませんか、と提案してきた。

理由は二つ。一つは、何回もそれを書いているので、同じ本の中での繰り返しはくどくなる。そしてもう一つは、「ここまで書くと、訴えられる可能性があります。毎月出てくる雑誌と違って、本は後に残りますからね。そして、訴えられたら、負けるかもしれません。医者であるだけに余計に悪質であると判断されかねない」。

私はこの申し出に戸惑った。「だってGさん、H元首相が、正気だと思う？　どうみたって病気でしょ、あれ。私は指摘してあげて、お大事に、と言っているのだから、親切のつもりだけれど」

G編集長はこう答えた。「もちろんマトモでないのは明らかですが、この際、それは問題ではありません」

ははあ、なるほど、と思ったね。向こうからすれば、書かれたことが本当であるだけに余計に目の敵になるというわけだ。タレーランの警句の通りである。私は、「真実の指摘は誹謗中傷以上にケンカの覚悟がいる」ということを学んだ。Hさんと違って、私は世のため人のための仕事をしなければならない身であり、ビョーキの人間と裁判をしている暇はない。G編集長の忠告を受け入れて表現を変更し、トラブルを防ぐことにした。わが編集者は「なんだ、相手が訴えてくれれば売り上げが伸びたのに」などと残念がっていたが。

ところで、考えてみれば、タレーランに教えてもらわなくても、「本当のことは慎重に」という感覚は、むしろ日本人の方が鋭いのではないだろうか。

それを言っちゃぁおしまいよ

諸君も寅さんの、「それを言っちゃぁおしまいよ」という台詞を聞いたことはあるよな。これは、みんなが知らないことの暴露を指しているのではない。「それ」は、みんなが知っていることなのである。欧米人はこれを聞くと訳が分からなくなるらしい。だって、「みんなが知っていること」なんだろ？　だったらどうして「それ」を言ってはいけない、ということになるんだ？

どうしてか、に理路整然と答えられなくても、我々にはなんとなく、「それを言っちゃぁおしまい」の心持ちが分かる。そしてみんなが知っている「それ」を指摘するにはデリカシーが要る、ということに同意する。これが理解できない人間は、「空気を読めない奴」と見なされるのである。

以前は、「世の中はやっぱりカネだよね」という「真理」を喝破するのに、心理的抵抗は少なかったように思う。それは、「金ですべては決まらない、決まるはずはない」

という建前が残っていて、そのことが多数派の総意であったからではないか。ドラマも映画も、貧しくも心清く美しい人々が幸福になるというのが相場であった。だからこそ、「そんなこと言っても所詮はカネだ」という主張が、かえって新鮮であったし、「確信犯的敵役」として受け入れられる余地があった。

私は世間に疎いので、景気がどうの、格差がどうのということについてはよく分からない。しかし、何となく最近は、「世の中はカネだ」という台詞をおおっぴらに聞くことが、少なくなったような感じがしている。もしこの感覚が正しければ、実際の数字はともかくとして、また「他の国と比べて」ということは措いて、「格差」が社会の負担として実感されているのではないか、と思う。

これがたとえば、国を挙げて拝金主義に驀進《ばくしん》している今の中国で、「世の中はカネだ」などと公言しようものなら、白け渡って洒落にもならないだろう。述べられている命題は万古不易の真理であっても、それが受け入れられるかどうかは時と場合による。あまりに自明と思われる時には心情的にむしろ拒否される、というよりみんな、聞きたくないのである。まさに「それを言っちゃあおしまいよ」である。

傷に塩を塗り込む説明

これは拙著『希望という名の絶望』（新潮社）に書いた話だが、レジデントに、病名告知と病状説明の「練習」として、肺癌の女性患者への面談をやらせたことがある。その患者さんは、すでに十分に病気のことを理解していたので、若い医者の少々未熟な説明でも大丈夫だろう、と考えていたのだが甘かった。

病名の確認、病態の確認、治療方針の確認（つまり、転移があって治癒は望めないこと、一定期間の延命が治療の目的であること）を、教科書通り「いいですね」「お分かりですね」と念を押しながら話していくレジデントに、患者さんはわっと泣き出した。「私は分かっている。分かっていて、治療を受ける気になっているのに、どうしてそんな重たいことを改めて言われなければならないのだ！」

彼女が泣いたのは初めてで、私もちょっとびっくりした。私が「癌だ」と告知した時は、あれほどしっかりしていたのに。しかし最初に癌だ、治らないと言われた時は、真っ白になる。そこから徐々に、病名を受け入れ、前向きになろうとする。なんとか気持ちを立て直したところで、傷に塩を塗り込むようなことを言われるのは、さぞ辛かったのだろう。私が悪かった。「分かっている」人に説明するのは、「分かっていない」相手に話すのよりも難しいことがあるのだ。

カナダのダニエル・レイソンという先生が、こういう話を紹介している（Rayson D. J Clin Oncol 2013; 31: 4371）。再発癌の化学療法を受けている患者を回診した後で、レジデントがこう報告した。「この患者は気分上々と言っています。ずっとニコニコしています。明らかに、否認の状態にあります」

おまえ何様、という上から目線のトーンでのその報告にカチンと来たレイソン先生は、レジデントに尋ねる。

「否認って、どういうこと？」

「現実と向き合っていません。ご自分の病状を理解しているとは思えません」

確かにこの患者は、再発し、かなり厳しい状態で治療を受けている。「否認」とは、「自分が死ぬなんてことがあるはずがない」と決めつけ、否定し、その嫌なことから目を背け続ける、ということであるから、それに該当しないとは言えない。しかし……。

レイソン先生はその晩、別の癌患者のところへ行った。その患者とは6年間のつきあいで、ずっと治療を続けてきたが、徐々に肝転移が悪化し、ついには肝不全の状態になっていた。

この患者はずっとご主人と一緒だった。そして患者とご主人は、治療がうまくいかないとなったらいつも、次の治療についてをレイソン先生から引き出し、そちらに向かうのだった。もうやめた方がよい、と先生が言い出そうとする時にはうまく話をはぐらかし、やはり次の治療につなげてしまう。ターミナルになったらどうする、いよいよの時の蘇生術について、なんて話は一切できなかった。二人ともずっと、「否認の状態」にあった。

しかしその日は違った。ご主人はレイソン先生の腕をつかみ、哀願したそうだ。「うちのかみさんは死ぬんだろ。かみさんも分かっている。動かさないでくれ、よその（ホスピス）病棟なんかに移さないでくれ。もうあと数日だ。誰もそう言わないが、俺には分かる。かみさんも分かっている。あと数日のために、転院させたりさせないでくれ。希望を奪わないでくれ」

真実に向き合う辛さ

諸君、進行癌の患者に限らず、我々だって、いつか必ず死ぬのだ。しかし諸君も、私も、それに目を背け、そのことを忘れて日々の生活を送っている。というより、そんな、暗闇の深淵を覗き込みながらの日常生活なんて、できないのである。"Disce ut semper victurus, vive ut cras moriturus"（永遠に生きるように学べ、明日死ぬかのように生きよ）という格言は、ガンジーの言葉ともされているが、もとがラテン語なのだからガンジーもどこかから引用したのだろう。少なくとも前段の学ぶ態度を説く部分からすると、死ぬことを棚上げしていないと勉強もできないことになる。

だから死が迫った患者が、そのことを忘れて仕事に、生活に没頭するのは当然ではないだろうか。それは「潰れてしまわない」ための、生物の本能的な適応行動といえる。常に死を忘れずに、かつ精神を強くもって恐怖に打ち勝て、なんて、我々は患者に要求できるはずがない。「真実に向き合え」、なんてどの口で言うか。それこそおまえ何様、ではないか。

レイソン先生が6年間診たかの患者は、先生が見舞ってから36時間足らずで、転院せず亡くなったそうだ。その前の、化学療法を受けている患者は、相変わらずほほえみながら治療を続けている。

先生はこう締めくくられている。患者には、終わりが来ることが分かっている。我々も、終わりが来ることが分かっている。そしてその上で我々はみんな、生き続けていかなければならないのだ。

「暴言」を避けるためには

つまりはこういうことだ。真実は、必ずしも受け入れられない。それは、分かっていないからではなく、十分に分かっているからこそ、という時もあるのだ。そこで「どうして言ってはいけないんだ。だって本当のことじゃん」と諸君が抗議しても、無意味である。ただ「空気を読め」、という叱責が返ってくるのがオチだ。

だから「真実の指摘」は、暴言と紙一重なのである。何より証拠に、どこかの誰かが「暴言」を吐いて批判の対象になると、必ずそれを擁護する意見が出てくる。そしてそれは決まって、「あの、これこれという暴言は、言い方は悪かったかも知れないが、言っている内容は事実である」というものである。そう、これは、今までの議論の延長線上でいくと、「だったら本当な分だけ、なお悪い」という結論になるだけである。

では「本当のこと」をちゃんと言うためにはどうしたらいいのだろう。ソチオリンピックのフィギュアスケートで浅田真央選手がジャンプに失敗した後、森元首相は「あの子、大事な時には必ず転ぶ」とコメントして満天下の顰蹙を買った。肩を持つわけではないが、森さんに悪気がないのは明らかである。あの人も浅田選手を応援していて、残念がって出た台詞であろう。そんなことは分かってはいても、思い当たる節があるだけに（つまり、「本当のこと」であるからこそ）日本中が激昂したのである。

こういう「暴言」を避けるためにはどうしたらいいか。まず「思わずポロッと言ってしまう」閾値の低さを戒め、タイミングを見計らってコメントするようにせねばならない。練ってから発言すれば「暴言」も「率直な発言」になるのである。お前が言うなって？　私のような「ただのオヤジ」と一国の元宰相が同じであっていいはずはないだろう。

もう一つは、キャラクターの問題であろう。同じことを言っても、「可愛気がある」かどうか、で印象はがらっと変わる。仮に、人気絶頂期の小泉元首相が同じことを言ったとしたら、みんな苦笑して許す、という雰囲気になったかも知れない。森さんとしては不本意で残念であろうが、世の中はそもそも不公平で不条理なものなのだ。ここは諦めてもらうしか仕方なかろう。

だから諸君も、自分のキャラをよく把握しておく必要がある。さもなくば何を言っても、「それを言っちゃあおしまいよ」で終わり、になりかねないぞ。

12　暴言を防ぐシステム

筆者の悩み

何を血迷ったか、私の書いたものを入学試験に出す大学があった。中部地区の私立D大学というところから、拙著『衆愚の病理』を国語の入試問題に使いましたという連絡をもらった。後日、問題を送ってきてくれたので、物は試しと取り組んでみたが、なかなか難しい。とくに、「筆者はなぜそう考えているか」とか、「本文の趣旨と合致するものを選べ」とかいうものに迷うのである。ちなみに「正答」はついていなかった。

高校生の娘にも見せて、これってこっちだよなあ？　と聞くのだが、「違うよ、こちらの方でしょ」などと言われて考え込む。そうかなあ。だけど、待てよ、筆者って、俺じゃないか。その「考え」が、娘の方が正しい、なんてことがあるのか？　遂には、

「ええい、だいたい、こいつの書いていることは訳が分からん」、と叫んでしまう始末である。受験生には申し訳ないが、こんな問題で苦しむのは私のせいじゃないからね（そうか？）。

その中で一番ショックだったのは、漢字の問題で、「……のゴジセイになった」というものである。私はこれを覚えている。最初、「新潮45」の編集部に送った原稿には「御時勢」と書いていて、校閲さんから「御時世」の誤りです、と指摘を受け、そうだっけ？ と思った箇所だ。D大学は、中部地区でも偏差値がかなり低い方のようだが、これではかつての受験秀才の私は、もはやそういうところ（失礼）にも入れない、ということになる。それ以来、私を見る娘の目が冷たいのは気のせいだろうか。

そんなことはどうでもいいが、かくの如く、物書きの文章というのは、怪しいのである。たぶん私だけが例外的にひどいということではあるまい（コラ娘、なんだその疑いの眼は！）。それをちゃんと意味の通じる、読むに堪える代物に仕立てるのがプロの仕事で、これは、決定的に重要である。これなくして、言論の自由はない。なぜなら、それなしに出てくる「言論」は、「便所の落書き」という指摘にもある通り、そもそも「言論」ではないからである。

そういうことで、コミュニケーション論からは少しばかり横道に逸れるが、本章では出版文化を取り上げる。「番外編」としてお読みいただければ、と思っている。とはいえ、前章の続きとして、暴言を防ぐためにはどうしたらよいか、の答がこれである。「新潮45」でも、2015年2月号で「『出版文化』こそ国の根幹である」という特集を組んでいたが、このフレーズは誇張ではない、と私も思う。

なぜ平謝りの羽目に？

世の中に、ブログとかをやっている人がどのくらいいるのか、私は知らないが、よくもまああんな怖いことに手を染めているな、と思う。だって、編集も校正もないんだろ？　それでしょっちゅう、言葉尻を捉えられたり内容を非難されたりして「炎上」、というような話が出ているではないか。あれって、袋叩き、ということだよな？

どこかの県会議員で、病院の対応に腹を立てて受付嬢に食ってかかり、揚げ句会計をせずに帰った、と自慢気にブログに書いた人がいた。世の集中砲火を浴びて、自殺してしまったらしい。この人がどんなに顰蹙を買う行動をしていても、ブログを書いてさえいなければ、死ぬことはなかったのに。

こんな例は極端だとしよう。しかし書く方が、確信犯として、その袋叩きにしようという連中を手ぐすね引いて待ち構えていて、攻撃されたら間髪入れず相手を論破撃退するつもりである、のならまだしもである。圧倒的多数は「配慮が足りませんでした」「表現が不適切でした」という言い訳とともにただひたすら陳謝しているだけではないか。精神衛生上さぞ悪いことだろう。

ではどうして、そういう平謝りの羽目になるかというと、ほとんどは言い方の間違いとか事実関係の勘違いがあるためである。そんなの私の書くものにも山のようにあるはずなのに、案外出て来ないのは、私が賢くて慎重であるから、というはずがない。一にかかって新潮社の校閲さんのおかげである。もっと一般的な言い方をすると、プロである第三者のチェック、ということになるのだろうが、ここでは特定して話を進める。

読者の皆さんは、校閲さんの仕事などなじみが薄いであろうが、誤字脱字はもとより、文章のつながり、またたとえば、「……ということ」という表現が続くようなら一部を書き換えた方がよい、などの字句の使い方まで、一々チェックしてくれる。いわゆる「不適切用語」の指摘もそうだが、これは別に「変えろ」と言っているのではなくて、「大丈夫か？」という念押しで、こちらが「このままでいってほしい」と言えば通してくれる（ちなみに医学系の出版社には、「表現を変えろ」と煩いところも多い）。

そんなのはまだ序の口で、書いた内容も、事実関係に照らして正しいかどうか、許容範囲内に入るのか、などを指摘してくれる。私が一度焦ったのは、「最近亡くなった数学者のA先生（原文では実名）が……」とうっかり書いてしまったのを、「亡くなった数学者は別人のM先生で、A先生ではありません」と訂正されたことである。大恥をかくではすまされないところだった。うろ覚えで書く私が悪かったにしても、そういう勘違いは、誰しもよくあるものなのだ（だから娘よ、またそこで疑わしそうに見るなって！）。

もっと凄いのは、私は時々、英語の医学論文を引用するが、その原典を資料としてチェックし、引用が正しいかどうかを確認しているのだ！「この意味でもOK」とか注釈がつけられているのを見ると、あんたたちはいったい何学部を出てるんだ、と空恐ろしくさえなる。

我々は、何のために物を書くのか。人に自分の考えを伝える、分かってもらうためであろう。それがちょっとしたことでもって、言わんとすることが全く通じなくなり、ただバッシングの嵐にさらされるなんて、勿体ないことおびただしい。仮に、わざと喧嘩を吹っかけて論争を巻き起こそうという時があるとしても、まずは自分の言い分を理解してもらわないといけない。その意図することと全く違うところで「炎上」してしまったら、喧嘩も何も、相手に通じずに終わってしまうではないか。馬鹿馬鹿しいったらありゃしない。

こう書くと、おそらく多くの読者が第一に思い浮かべるのが橋下徹・大阪市長であろう。あの人は喧嘩ばっかりやっているようであるが、さてどうして、なんのことで喧嘩しているのか、と聞かれると、いまいちよく分からない。お互いに罵声が飛び交っているが、そもそもは何の論争だったのか？　いや、というか、「論争」だったたっけ？

まだ多少とも何の話だったか記憶に残る「慰安婦発言」であるが、彼が当初主張した内容は、そこまでの大間違いではなかったはずである。と言って語弊があれば、橋下市長があの時主張しようとした（はずの）ことを言っている人は他にも沢山いる。少なくとも一方の論陣を張るくらいはできただろう。

ところが実際には、とにかく「下品である」という印象を与えただけで、後はただ悪口の応酬のようになってしまった。ここでその内容を下手に再録しようものなら、「それは違う」などとこっちが「炎上」する危険があるのでやめるが、なんだか、売春とか風俗とか女郎買いがどうこうというような下世話な話になってしまった感じがする。

私が橋下市長なら、論争を吹っかけたつもりが不発に終わり、ただの口喧嘩みたいになってしまって残念に思うところであるが、あまりそういった様子も見えないのは、あの人が「口喧嘩」の名手でもあるからだろうか。話の内容からして非常に微妙なものなのだから、それを扱う場合はごく慎重にすべきであるのに、あれでは問題提起にもならない。前章でも引用したタレーランの「物事は、どういう態度でやるか、がすべてである」という警句はまことにもっともで、事実関係を云々する以前に、品格と知性の欠落、と判断されただけのようである。

ツイッターはもっと怖い

とはいえ私もあまり偉そうなことは言えない。拙著『医師の一分』に関してある週刊誌のインタビューを受けたが、できあがった記事を見て暗然とした。いつもの乱暴な口調そのままで書かれていて、いかにもガラが悪い。これも内容以前の問題である。そういえばあの記者は掲載する記事をチェックさせてくれなかった。「そのまま」だとこんなものになるのか、と嘆くと、わが編集者は「俺も同じ目に遭っている。インタビューが全くのヤクザ口調で書かれて、誤解される」と言っていた。いや、彼の場合はそのまんまだから、「誤解」にはあたらないと思うけど。

それはともかく、そうすると、問題（もしくは解決法）は、橋下市長や私の品格そのものというより、内容の提示プロセスにあるのではないだろうか。だから、なぜか橋下さんを買っている石原慎太郎元都知事が、「橋下くんはツイッターなんかやらず論文を書けばいいのに」と忠告してくれるのである。さすがに石原さんは作家だけあって、その辺は分かっているのだろう。校閲と編集あっての言論、ということを知っているに違いない。

私は、ブログは怖い、と書いたが、ツイッターなんてもっと怖いだろう。本来、短いものほど準備しなければいけないというのは、アメリカ第28代大統領ウィルソンが、「10分間のスピーチをするなら、1週間の準備期間が要る。15分間のスピーチなら3日、30分なら2日でいい。1時間のスピーチなら、いますぐにでもできる」と言ったとかいう話にも現れている。しかしツイッターするのに、沈思黙考してやる人はそんなにいないだろう。どうしてみんな自分の「知性の閃き」みたいなものに、そんなに自信があるのか、私には理解できない。

第一、「ツイッター」とは、「呟き」であるそうだ。そうすると、あれは、不特定多数に向かって、呟いているのか？　公の場で独り言を言っている人間なんて、アブナいに決まってるではないか。よく、その辺をぶつぶつ呟きながら歩いているのがいるが、少なくとも私は避けて歩くぞ。

それなのにまた、そういう「呟き」というか独り言に対して返事するのがいるのも驚きで、とてもマトモとは思えない。私も思わず独り言が出ることはあるだろうが、それをわきで聞いてた奴から「いいね！」なんて言われた日には、気味が悪くて仕方がない。え？　「いいね！」はフェイスブックで、ツイッターではありません、だって？　どうせ大差ないだろ、そんなの。

もとに戻る。世の中の「暴言」のほとんどは、内容に原因があって暴言とされるのではない。前章で見た通り、その多くは、実は「本当のこと」の指摘なのである。提示の仕方がすべてを決める。

またしても本筋から外れるが、よく週刊新潮や文春で、「天下の暴論」という類の特集が組まれる。私は編集者ではないが、あれを組むのはラクだろうなと察しがつく。「事実」を、建前などのオブラートを排除してそのまま提示すればよい。あれが成立するのは、読者の側がもともと出される「事実」に理解があって、「その通りだ」と思って読むからオブラートが不要であるに過ぎない。昨日のテレビドラマの話をするのに、お互いに見ていればすぐ話が通じるが、相手が見ていないとなかなか嚙み合わない、というのと同じ原理である。

そうでない状況で、つまり一般的な言論の提示において、思っていることをそのまま練らずに出して理解を得られる、というような人はほとんどいない。必ず誤解される。養老孟司先生は、雑誌や新聞のインタビュー原稿を、「めんどくさがって」自分でチェックなさらないそうである。誤解をされても構わないと思っておられるから、らしい。しかし養老先生は別格であって、一般人が「相手に分からなくても構わない」とばかりに独り言を呟き続けるのは、まんま分裂症ではないか。

野蛮への回帰

私は喧嘩をするな、みんな仲良く、なんて主張したいのではない。喧嘩上等であり、やればいい。ただしやるのなら、「お前の母ちゃんデベソ」レベルの言い合いをしても仕方がない。あくまでも自分の主張を理解させて、相手の言い分を理解して、その上での喧嘩でなくてはならない。私が知っている新潮社の人たちは、わが編集者を筆頭に、そういう喧嘩をやっていた。

もっと言えば、殺し合いをやるのでも、相手の主張と自分の立場をお互いに十分に理解して、どうしても並び立たないから「決闘」で決着をつけるのなら、まあ仕方がないのかも知れない。現実はしかし、「顔が気に入らない」「言い方が気に入らない」「生理的に受け入れられない」というような理由から個人の争いや国同士の戦争になるようで、そんなのはやはり野蛮人のすることだろう。

立川志の輔師匠によると、一番難しいのは客を笑わせること、その次が泣かせることで、最も簡単なのは怒らせることだという。その割に志の輔さんの師匠である雲黒斎家元は客を怒らせていたけどな。しかし、ただ表面上のことで怒らせて物別れになってはそこで終わりだが、その昔、中国の縦横家はまず相手を怒らせて、そこから相手を議論に引きずり込むという高等技術を用いた。さぞかし周到な準備をしていたことだろう。これぞ文明人である。

だから、ネットに出てくる「事実」があれば、新聞も雑誌も要らない、出版社もなくてもいい、という議論は、文明の放棄であり、野蛮への回帰である。プロの第三者のチェックというのは、人間が人間性を保持する上で必要不可欠で、それは権力による検閲などということと根本的に異なる。この違いが分からない人には何を言っても無駄であろうが。

医学論文を出すのはなぜ面倒か

私自身、医学論文を書いたり読んだりしているが、「まともな」雑誌には必ず専門家である第三者による査読（peer review）のシステムがある。それがない雑誌に出た論文は、内容以前に、その信頼性を疑われる。査読では、内容も表現も、かなり厳しくチェックされる。論文を書いて世に出そうという著者は、一々それに回答しなければいけない。中には的外れな指摘もあるが、それでも相手の誤解を解くように説明しなければならない。実に面倒である。しかしそれを通らなければ、どんなに画期的な内容のものでも「科学的な論文」とみなされない。

科学者も言論人も同じ人間であるのだから、一般の言論も同じである。改めて想像してみよう。出版社が消えたらどうなるか。より具体的には、校閲さんがいなくなったらどうなるのか。

言論はフィルタリング機能を喪失し、正誤不明の「便所の落書き」ばかりがこの世に溢れる。それに対する「反論」もしかり。大学時代に、トイレの落書きに対してまた書き込みをしてるのを見かけたが、要するにあのレベルである。ぶつぶつ呟くキチガイの独り言に、別のアブナい奴がインネンをつける。よく分からない口論になる。殴り合いになる。

それが自由なのか。ただの混乱ではないか。無政府状態は圧政に劣ると、曽野綾子さんも指摘している。そうするとカオスの次に出てくるのは、「みんなが待ち望んだ」独裁か。そういうシナリオはよく聞く話であるが、その独裁者の候補に擬せられている一人が橋下市長であるのも、なんとなく暗示的である。

13　頭に血が上った時

我に返るには

研修医諸君、段々と私の話は難しくなっていく。これは、「私にとって」難しくなるのだ。改めて指摘するまでもなく、世の中のほぼすべてのことには二面性がある。ある要素を一概に「良い」とか「悪い」とは言い切れない。よって、結論は出しにくい。「歯切れのいい結論」の多くは、眉唾である。

本章ではもう一度各論に戻って、テーマは「頭に血が上った時」である。これにも二面性があるのかと、君らは不審に思うだろう。カーッとなって、碌なことになるはずがない。コミュニケーションにおいて、なんてその最たるものであって、我々は「頭を冷やして考える」必要があるのではないか。

一般論としてはその通りである。だから、世間で、不正や巨悪に対して「怒れ」とけしかける奴は、信用しない方がよい。２０１４年末の総選挙で与党が圧勝して、朝日や毎日は不満である。投票率が低く、有効投票数でなく有権者数を分母にすれば、政権の支持率は高くない。この結果は国民が白けていたことを示し、「熱狂なき支持であり、政権に１００％の信任がなされたわけではない」、と文句を垂れていた。

現政府の批判をするにしても、もうちょっとマシな因縁のつけ方はないものか。「熱狂のある選挙」の末に選ばれたのは、小泉純一郎や鳩山由紀夫である。もしくはヒトラーである。あの新聞記者達は、安倍首相がヒトラーのごとき熱狂的な支持を受ければ、「１００％の信任」を認めるとでも言いたいのだろうか。

あんなのは放っておいて、本論に戻ろう。頭に血が上った時、我々医療者はどうすべきか。頭を冷やせばよいに決まっているのだが、どのようにそれをやって、「我に返れば」よいのだろうか。

まずは、血が上っているのが患者側なのか、それとも我々なのか、を分けて議論しなければならない。先に自分たちのことを考えよう。我々も、しょっちゅう、立腹する。その状況のバリエーションを挙げていくときりがないが、たとえばこんなのはどうだ。

腹が立つ理由は何か

午前中の外来が2時までかかり、やっとこさ昼飯にありつけるかと思ったら、病棟ナースからコールがかかる。昨日家族とともに話をして、治療に同意した患者が、もう一度話を聞きたいと言ってきたと。先週この患者は、どうしても手術で治してほしいとか言い出した。リンパ節に転移があってその病巣が心臓に食い込んでいるから手術はできないと長時間説明し、なんとか納得したはずだ。数回の面談の末、やっと昨日、抗癌剤と放射線の治療スケジュールを立て、待たせていた放射線治療部にも頭を下げて段取りをしてきたばかりである。なんでも、患者の息子がどこかの医学生で、そこの教授が、「放射線治療では無理じゃないかな」と、ろくに資料を見もせずにポロッと言ったらしい。

これは、一応フィクションではあるが、ここで口に出してもムカムカするような話で、今、私は段々と腹が立ってきている。そこの君！　お前だよ。講義中にＰＨＳに出るな！　ここで話をするな。出て行け！　二度と戻ってくるな‼

いや失礼。こういうノリでそのまま病棟に上がって患者をどやしつけても、状況は改善しないのは明らかである。しかしどう考えてもこの場合、私に落度はない。ここで自分の頭を冷やすにはどうしたらいいか。

こういう時の「処方箋」として、私の畏友・久保田馨先生（日本医科大学教授）は、こう書いている。「医療者自身に否定的な感情が表れた場合は、その原因を自ら解析するとよいでしょう。自らの感情の解析を行っている間に落ち着いた精神状態になってきます」（メディカスジャパン制作「真実の伝え方」、２００７年）

さすがに鋭い。この場合、私はどうして腹を立てているのか、を考えるのである。患者が物分かり悪く、決断ができないからか。いい加減なコメントをしたその教授とやらが無責任だからか。医学生のくせにそんなことも分からない息子のバカさ加減にか。もしくはこれを告げに来たナースが、もともと私の気に入らない奴だったからか。私自身、腹が減って気が立っているからか。

こういうことを解析していくうちに、気分は落ち着くのである。7章でも言ったように、私はマキアヴェッリに学んで「患者と、その家族は、恩知らずで、気紛れで、偽善者で、尊大で、臆病で、自分勝手で、欲張りで、厚かましくて、けちで助平で馬鹿である」と割り切っていたはずだ。また大学の教授が無責任なのは珍しくもなんともなく、医学生がバカなのは鴉の羽が黒いのと同じくらい当然である。ここまで頭を巡らせることができれば、ある程度落ち着いて、患者と話をしに行くことができるのである。その帰りにお気に入りのナースと食事の約束でもしておけばよい。あ、これはあくまでフィクションだからね。

頭に血が上っている患者

その次。さっきの例では、患者と家族は決断できずにふらふらしているだけなので、まだ説得の余地があるが、最初から聞く耳持たない、つまり向こうの頭に血が上っている場合はもっと厄介である。

多くの患者は緊張状態にある。このため些細な（少なくともこちら側は些細だと思っている）事柄の一つ一つに文句をつけるのも珍しくない。マジになってそれに反論すると火に油を注いで消耗する。かといって御説御尤もと恐縮すると相手はさらに居丈高になるだけで、なんの解決にもならない。だから、世の中で「患者様」などとほざいている奴らは、患者のためにもなっていない。

クリーブランド・クリニックのティモシー・ギリガンという先生が、こういうことを書いている（Gilligan T. J Clin Oncol 2015; 33: 665）。回診の時に患者が怒っている。パンケーキにメイプルシロップでなくコーンシロップがかかっている。「こんな糖分の多い、不健康なものを出すなんて！」ということらしい。ここで怒りを受け止めるのも、謝罪するのも、「栄養課に伝えておく」などというのも、ウソっぽくてうまくいきそうにない。

ギリガン先生は一計を案じ、患者に向かって「食事のことに気を配っておられるのですね」と話しかけた。患者は「もちろん。家では全部自分で料理しているのよ」と得意気に答える。「それはすばらしい。栄養は大事です。みんなそのくらい注意してくれればいいのですが」……。計略図に当たって、患者は上機嫌である。

これは些細なことをおおごとにしないという、一つの戦術で、まあご愛嬌である。では話の本筋において向こうの頭に血が上っている場合はどうか。よく遭遇するのが、病状が厳しいことを頑として認めず、いや認めてはいても、絶対に治ると信じて疑わない患者や家族である。こういう時のお決まりの文句が、「奇跡を信じる」という奴で、これはどうにも始末に悪い。

それにしてもどうしてみんな「奇跡を信じる」なんて簡単に言うのだろうか？「奇跡」はありうるのかというと、ありえない。「ありえない」ことが起こるからこそ奇跡で、神様のなせる業なのである。宝くじに当たるなんて、確率は低くても奇跡でもなんでもない。当たりを作っていない宝くじなんて詐欺だから、誰かには必ず当たる。

やっても無駄

スポーツ新聞の見出しが端的に示すように、言葉はどんどんエスカレートするものである。草野球同然の高校野球の地区予選ごときで、激突だことの死闘だことの言っているから、その上に行くにしたがって表現する語彙がなくなってくる。10点差を逆転すれば「奇跡」なんて、神様も低く見られたものだ。実のところ、レベルが低いほど、そういう「劇的な変化」は起こりがちなのである。こういうジョークがある。


「ほう、野球の試合だね。スコアは？」

「25対ゼロだよ」

「おやおや、大変なワンサイドゲームだね」

「そうとも限らないよ。まだ1回の表で、相手は攻撃していないんだ」


患者や家族も、世の中に溢れる言語の誇大化に毒されて「奇跡を信じる」なんて言っているのだろうが、我々の医療が、簡単に大逆転される「草野球レベル」でなければ、それは「起こりえない」ことなのだ。もっと現実的な話をしたいところだが、患者も家族も、頭に血が上って、聞こうともしない。

ところで、医療では「やっても無駄」(medical futility)という概念があり、そのように判断されれば、医者はその「無駄なことをやらない」という決定を下す際に、本来、患者や家族の同意を必要としない（とらなくてもよい）ことになっている（Schneiderman LJ, et al. Ann Intern Med 1990; 112: 949)。

ちなみにその基準だが、おおよそ1％以下の確率しかない場合は、"futile"（不毛）であると考えて良い、とされている。これはしかし、一般人にはなかなか受け容れがたい数字だろう。0・0001％でも可能性があれば、なんて話は巷に溢れているし、ドラマでも「成功率1％の手術」は、大抵成功する。

ここでその基準の数字が妥当か否かを検討することは本旨から外れるが、とにかくそういう「奇跡」を信じちゃっている患者や家族をどうすればいいか。futility云々という医療の論理で納得させることはできない。なんたって相手は神様が起こす「奇跡」だから、人間の我々が否定しても仕方がない。

我々と違って一神教がまともに信じられている欧米では、日本よりもこの問題は深刻なようである。対策として、ボルチモアにあるジョンズ・ホプキンス大学から最近、「AMENプロトコール」というのが発表された（Cooper RS, et al. J Oncol Pract 2014; 10: e191）。このAMENというのは、対処法の頭文字を取ってつなげた言葉で、3章で紹介したSPIKESと同様の造語だが、「アーメン」とはうまく名付けたものだ。

Aは Affirm（肯定する）で、希望を持つのはもっともである、我々も患者の回復を望む、と伝えるのである。Mは Meetであり、患者や家族のところへ行って、一緒に良くなるように祈れ、というのだな。回復を願うのは人情としては分かるから、患者や家族の気持を無下に否定するな、と諭しているのだ。この場合、meetは、「会う」のではなくて、（その立場に）合流する、というような意味に使われているようだ。

その一方、EはEducate（教育する）で、専門家の立場から、粘り強く病状を説明する。そしてNは、"No matter what"（何があっても）の略で、自分たちはあなたがたの側にいる、味方であると確認することだそうだ。

提唱者のクーパー先生も認めているように、これは患者と家族に翻意を促すやり方ではない。むしろ、理不尽な望みをもつ患者や家族が、糸の切れた凧みたいになってどこかへ行ってしまい、余分に苦しむような目に遭わないように、という「繋ぎ止め」の方法である。逆に言えば、向こうが気づかない限り、頭に血が上った相手をどうこうすることはできない、と諦めているもしくは「見切って」いるのだ。

世の中には「願い続ければ望みは叶う」とか「希望を捨てず、奇跡を信じろ」などと、能天気で無責任な戯言を垂れ流す輩が一杯いる。それに煽られてその気になった、あえて言わせてもらえば軽率な患者が不利益を蒙らないように、という尻拭いを、どうして我々がせねばならぬのか。溜息が出そうだが、プロにはそういう辛い役割もあるということだろう。

一緒に盛り上がる

かくのごとく、「頭に血が上る」のは、おおむね悪いことである。しかし私は最初に、物事には二面性があると言った。これにも「良い側面」があるのだろうか?

かつて私は若い時、なかなか治療方針に納得してくれない頑固爺さん患者を相手に、面談室で怒鳴りあいをやったことがある。その時は物別れに終わり、二人とも頭から湯気を立てて引き揚げたが、その後で夕方の回診に行った時、爺さんはあっさりと、かつにこやかに治療に同意した。それからは非常に親密な関係になった。その患者さんは私が異動する際に、長文の挨拶状を下さった。いわく、「先生とはいつも本音で話ができた」と。

話は変わるが、大人数の宴会では私はほとんど酒を飲まない。飲んでいる同席者とは適当に話を合わせているが、正直、酔っ払いを相手にするのは好きではない。一方、飲む人からすると、宴会で素面のまま落ち着いている奴は、薄気味悪く思えるだろう。だから少人数であれば、私も相手に合わせてそれなりに飲む。そういう席の方が出る酒も上等だということもあるが。

つまり、自分が「盛り上がっている」のに、相手が冷静だと白けるのである。かの爺さん患者は、自分の病気をもちろん深刻に考えていた。そして私が冷静さを失ったのを、「自分と同じく真剣に考えている」と解釈してくれたのだろう。もちろん私も真面目に爺さんのことを「思って」いたことは間違いない。ただしそれが、「一緒に盛り上がってしまった」ことによって伝わったのは、ある意味怪我の功名である。私は経験に乏しいが、恋愛なんかでも同じ原理が働くのではないかな。

人間は完全に理性的な存在ではなく、場面によっては、「熱狂」がないと動かないのである。なんだかナチスのゲッベルス宣伝相みたいになってきたが、本当だから仕方がない。要はそれを悪用するかどうかである。

患者がまさに死のうという時などは代表的な場面だろう。私は、瀕死の患者が、「先生、ありがとう」などと言ってくれたり、手を握ってきたりしたら、必ず抱きつく。それも、いつかの話と同じように、演技としてなのか、だと？　さあね。もしそうだとしても、自分の「気分が乗らない」のを隠し通して、患者や家族を「盛り上げてしまう」ほどの悪魔的な才能の持主は稀有だろう。少なくとも私にはない。だから、良い役者は役に没頭するというが、それと同じだな。

ここで家族はひたすら悲しんで泣く。それがあるべき姿なのだ。その時に、医者が落ち着いて、「ところでいよいよ心臓が止まった時には蘇生術をしないという、このDNRの書類にサインを」なんて差し出したら、君が家族だったらどう思うよ。

そして患者が亡くなってから家族に行う、最後の病状説明では、とにかく患者を褒めまくる。「立派な方でした」「こういう患者さんを担当できて光栄です」、なんでもいい。多少、ウソだろうが誇張だろうが構わない。家族は泣かせるだけ泣かせる。このカタルシスがあってこそ、遺族は患者を失った悲しみから立ち直れるのだ。

本当だったらここで私も、説明しながら涙を流すと良いのだが、なかなかうまくいかない。ここまで来たら、私の方は頭を冷やし、落ち着いているべきなのだが、一旦涙が出ると感情のコントロールが利かなくなってしまう。「人は悲しいから泣くのでなく、涙を出すから悲しくなるのだ」という、心理学のジェームズ＝ランゲの法則を知っているか？　身体反応が先で、情動の方がそれに引っ張られるというのだ。

落ち着いて話をしながら、片方の目から涙が一筋、というのが理想的であるのだが。なに？　それはドラマの見過ぎだと？　そういうのは二枚目の役どころで、私には全く似合わないってか？　ほっといてくれ。

14 「安心」させる方法

医者が患者を脅す

曽野綾子さんはよく、「安心をお約束する」などと言う政治家は信用してはならない、なぜなら「この世に安心とか安全などというものはありえないから」とおっしゃっている。

まことにもっともである。ただし、「そうは言われても……」と嘆息する方もおられると思う。不安の中で、ビクビクしながら生きていくのはなかなかに辛いことである。もちろん、曽野さんの意図はそういうことではなく、もっと高い次元で話をされているのは明らかなので、このことについての当否はこれ以上論じない。

命題を少し変更する。「安心して大丈夫です」などと言う医者は信用できない。なぜなら医療に「絶対」はないからである。これは真であるか、偽であるか。

腹腔鏡手術で失敗して、多くの患者を死なせたという某大学病院の外科医は、とにかく「大丈夫」としか言わなかった、手術の説明同意文書もスカスカで、リスクのことはまともに書いてなかった、あんなインチキなインフォームド・コンセントはない、と報道されている。私はあの先生の弁護をする気はさらさらないが、何を聞かれても「大丈夫、任せなさい」としか言わない医者は、結果が良ければ「頼もしい」と評価されるはずだ。

これは私が医者だから言うのではない。この人を世の中の患者代表にするのはいささか躊躇《ためら》いがあるが、長く多彩な病歴を誇る（？）わが編集者を引き合いに出す。彼は心室細動という重症不整脈により心停止に陥ったが、蘇生されて復活した。その後救命センターから循環器内科に移り、原因精査のため心臓カテーテル検査を受けた。その際、「インフォームド・コンセント」用に、と渡された説明同意文書を一見して、ぶっ飛んでしまったという。

ドンと置かれたその分厚いペーパーの「検査の合併症」の、イの一番に「死亡、0・01％」と大書されている。「なんだこれ？　心室細動で九死に一生を得たのに、検査で死んだら洒落にならないだろう」と聞くと、医者は深刻な顔して、「いやカテーテルが血管を破る時もありますし……」。

そればかりではなくその文書には、ありとあらゆる「良からぬこと」が列記されている。出血、感染、血栓症、不整脈（またかよ！）、血管の損傷、カテーテルの破損、破損したカテーテルの欠片が脳の血管に詰まる。またご丁寧にも、おのおの0・3％とか0・08％とかの確率つきである。「万一の時ご家族が驚かれるといけないので」「そんなの聞いていたって聞いていなくたって驚くに決ってる。医者が患者を脅してどうすんだ！」

一方、心停止の数年前に私も勤務していた病院で大腸癌を手術した時は、わが編集者は大腸外科のM部長の人柄に惚れ込み、「まな板の上の鯉の心境ですから全てお任せします」と申し出た。M部長はそれを受け、実際には何も話さずに説明資料に「説明済」と書いた。わが編集者はその中身も見ずに、「大腸の手術」というわずか5文字を記しただけの同意文書に嬉々としてサインしたそうだ。かの腹腔鏡手術のセンセイも真っ青の「スカスカのインフォームド・コンセント」である。

もちろん、わが編集者の場合は、刎頸の友を自称する私がわきにいて、なんだかんだと知恵をつけており、そのことをM部長も知っているという事情もあった。しかし実のところ、この「5文字の説明同意書」（「胃の手術」であれば4文字になる）は、私の周囲では結構見かけたものだ。それに引替え、内科の、それも治験なんかの文書では、世の中の「不幸な出来事」の全てが、これでもかとばかりに網羅的かつ詳細に書かれている。読んでノイローゼになる患者さんも多い。

ここで「インフォームド・コンセント」の意義や功罪について詳述するのは本旨ではないのでやめる。ただ、これが「上手く行かなかった時の、医者の言訳」でもあることは明白である。賭けてもいいが、かの腹腔鏡スキャンダルの大学病院では今後、「インフォームド・コンセント」が「徹底」され、わが編集者が嘆いたように「医者が患者を脅してどうすんだよ」という状況になるであろう。懲羹吹膾は役人行動の必然である。

そうはいってもそんな、0・1％とか0・01％とかの数字に脅えることはないだろう。そう笑うのは、当事者ではないからできることなのである。当事者にとって、「ゼロではない」ことは立派に心配の種になるのであり、繰り返すが医者は「絶対に大丈夫」とは言えない。というより、“Never say never.”（絶対、とは言うな）と教えられている。

シドニーの小児病院に勤めるジーグラーという先生がこう書いている（Ziegler DS. J

Clin Oncol 2015: 33: 518)。医学生の時、一人のお婆ちゃんの患者に会った。カテーテル検査を前に震えている。大丈夫だろうか、死んでしまうのではないか。検査自体は普通のもので、危険性は高くはない。しかしゼロではない。必要な検査であることは説明済みであり、同意書にもサインはされている。だけどこのお婆ちゃんは、「大丈夫」と言って欲しかった。ジーグラー先生は、“Never say never.”の禁を犯して、ついこう慰めてしまった。「絶対大丈夫です。心配ありません。死んだりしませんよ」

大丈夫ではなかった。極めて稀な出来事なのだが、お婆ちゃんはカテーテルが引き起こした血栓塞栓症で腸梗塞を起こし、苦しんだ末にあっけなく死んでしまった。ジーグラー先生は、安易に請け負ったことを後悔した。もう「大丈夫だ」なんて言うのはやめよう。だけど、ではどうしたらいいのか?

何のための検診なのか

ここでちょっと話を変える。現代の癌診療のほとんどすべてを否定される近藤誠先生の主張のうち、「抗癌剤治療をするな」というのは一般にウケがいいが、「検診はやめろ」というのは、さほど支持されていないようである。実際にはむしろ、検診無益もしくは有害論の方が、抗癌剤悪玉説よりもはるかに客観的データに裏付けられている。私も含めてかなりの医療者や研究者は、抗癌剤に対しては近藤先生の見解に賛同できないが、検診への批判については相当程度同意できる。なのに、どうして、検診の「重要性」は揺るがないのか。

最大の理由は、検診は「大丈夫だ」と「安心させてくれる」からである。最近の人間ドックなどは、「全く正常」なんて結果が出ることは珍しいくらいで、何らかの「異常」を暴き出すことが多いが、慌てて受診した病院で、精密検査の結果、「やっぱり大丈夫」などと言われて安心する。そういう経験は、多くの読者もお持ちだろう。ほっとした。やっぱり検診を受けて良かった。

そうだろうか？　冷静になって考えると、検診そのものにも費用がかかるし、病院を受診し、精密検査を受け、その結果を聞きに行く、という過程の中で、何日か潰している。またその「精密検査」なるものは、場合によっては身体に危険を及ぼしかねない。甚だしきは、たとえば乳腺にしこりがみつかった、なんて場合、針を刺して細胞をとってくる「生検」なんてものを受けさせられる。つまりは身体にキズがつく。乳腺だったら「針」でいいが、胸のＣＴで肺に陰影がみつかった、というような場合、開胸生検、つまり手術まで必要になる場合さえある。

それで無事、「癌の疑いは晴れ、なんともなかった」のだが、こんな間尺に合わないことはなかろう。だって最初から「なんともなかった」のに、検診が勝手に引っ掛けて、勝手に癌の疑いとか何とか言って、それで挙句の果てに「大丈夫」である。どうしてみんな、「かかった金とヒマを返せ、身体についたキズを元通りにしろ」とごねずに、「ほっとしました。ありがとう」なんて能天気に言えるのだ？

なぜなら「安心」ということは、それだけ有難いことだからである。最初から受けなければ「知らずに済む」だけで元っ子である、というのは、理屈ではその通りかもしれないが、それでは「安心」できていないのである。

検診の批判に対して、マスコミによく出て来るある先生が、データとしては確かに有効性に疑問はあるとしながらも、「だけど自分では受ける」と書いておられたのを読んだことがある。どうしてかというと、やはり「安心するために」だそうだ。

大丈夫と異常なしは別物

私は以前、勤務した病院が併設していた検診センターで、明らかな肺癌（ただし、おそらくは早期）を発見した。その患者は、「肺癌の疑いが強い」と告げたところ、怒り出した。自分は、医者に「なんともない」と言ってもらうために検診を受けたのだ。癌があるなんて言ってもらっても困る。困る、と言われてもこっちも困る。あるかも知れないものをきちんとみつけることが目的だとこちらは思っていたが、向こうは「そんなつもりではなかった」らしい。

だから検診の目的は、「早期発見、早期治療」などではない。医者の口から「大丈夫」と言ってもらって、安心するためなのである。しかし、検診で「異常なし」がイコール大丈夫という保証など、どこにもない。

かつてがんセンターで、首が痛むので受診された患者さんが、末期に近い肺癌と診断された。抗癌剤治療のための入院予約をして、悄然と帰宅すると、保健所からの通知が来ていたという。一月前に受けた胸部レントゲンの検診結果で、「異常なし」というものだったそうだ。その患者さんは、非常に温厚な方だったが、この時ばかりはその通知を持って保健所に怒鳴り込み、涙ながらに抗議された。心から同情するが、しかし、残酷なことに、検診とはその程度のものでしかないのである。

そんなことはたぶん、みんな薄々気づいている。だがしかし、他に「安心」させてくれるものがないのだから、仕方がない。そういうことではないか。

韓国での甲状腺癌検診による過診療について141頁で述べた。あれほど極端ではないが、欧米でも、乳房撮影による乳癌検診の妥当性が議論の的になっている。実際には、検診の有効性を示すデータは分が悪く、過診療のリスクの方が大きそうである。だが乳癌検診擁護論は根強い。ある論文ではその理由が、こう表現されていた。「我々は、リスクを考える（think）のではなく、感じる（feel）のである」（Rosenbaum L. New Engl J Med 2014: 371: 1549）。私はこれを「ブルース・リーの呪い」と名付けようかと考えている。何のことか分からない人は放っておくね。

だから患者に「安心」してもらうには、そう「feel」してもらわないといけない。けれどもジーグラー先生も思い知ったように、“Never say never”なのである。「絶対大丈夫」と言えない状況で、どうやってこれを解決したらいいのか。

このように考えていくと、わが編集者を「脅した」循環器の医者のように、「安心なんて存在しないのだから、何かあっても驚かないように」と開き直って、患者に「覚悟してもらう」のは、一つの論理的な帰結であろう。他にどうしろというのか。

求められる情報とは

ジーグラー先生は、今、小児癌の治療を専門としていて、一つのことに気がついた。患者の親は、治療の見込みがよくて、たとえば治癒率90％とかいう時には、その数字を喜んで聞くのかというと、全然そんなことはない。たとえ10％でも、我が子が癌で死ぬ可能性があるということは耐え難いのである。すでにこの子は癌になるという、「可能性の低い」不幸に襲われたのである。数字に何の意味があるというのか。

数字の代わりに親が頼るのは「物語《ストーリー》」だそうだ。どこかの誰それがそういう（同じ）病気になったのだけれど、結局うまくいった。それが親を力づけるのだ。そういえば、私が重症の小児喘息で苦しんでいた時、私の首を絞めて「楽にさせてやろう」かと思い悩んでいた母を救ったのは、どこそこの誰々さんもひどい喘息だったけど、今はかくかくの仕事を元気にやっているというような話だったらしい。

ジーグラー先生が勤務する小児病院の癌病棟の壁には、治った小児癌患者の写真、診断名、年齢などがパネル展示されている。今、病気の子供をもつ親が、昼も夜もその前に立ち、我が子と似たケースを必死になって探すのだという。そしてぴったり合う症例をみつけ、その子が「治って」カメラに向って笑っている姿に、将来の我が子を重ね合わせるのだ。

インターネットに出て来る情報は碌なものではない、という話は繰り返し書いた。少なくとも日本では、ネットの検索結果の順番は正確性と一致しないと報告されている、ということもすでにご紹介した。「正確性をもつ」情報とは何か、というとつまり、公的医療機関の「がん情報」みたいなものとか、学会のガイドラインとか、その解説、などの類である。そこに書かれているのは「根拠（エビデンス）をもった」情報で、その「根拠」として出てくるのは「数字」である。

そしてそれを押しのけてヤフーやグーグルの検索に出てくるのが、個人の闘病記とか体験談の類である。そもそもそれが事実かどうかも、どこにも保証はない。ある種の治療法についての宣伝が混じっている可能性も十分に考えられる。仮に「本人の経験」としては事実であったとしても、客観的に（医学的に）みると誤解や誤認があった、ということも多いだろう。検索する側が何らかの病気を持っていたとして、それがネットに掲載されているその体験談と同じものかどうか、誰にも判断はつかない。何らかの方法で書いた側に連絡をつけたとしても、分からないだろう。

しかしそういうものが、正確で客観的で根拠に基づく情報よりも「求められている」

ということは、つまりは切羽詰まって調べている人は、「think」する資料を求めているのではなく、「feel」する材料を探しているからではないか。

アメリカでは同じような検索を行うと、客観的な資料が先に出て来るらしい。おそらくは意図的な操作を行って、そういう「正しい」情報が一般人の手元に届くようにという「配慮」がされているのだろう。それ自体は妥当なことといえる。しかし、目の前で不安に戦《おのの》く患者を相手にするのに、その延長線上での戦術が通用するとは思えない。

さて、ジーグラー先生があの時に戻れたとして、心配で震えているお婆ちゃんを「安心させる」ためには、どう言ってあげたら良かったのだろうか。こういう言い回しはどうだろう。「絶対」などという「禁止用語」は含まれていない。先生ご自身の記述に、私の言葉を交えて記す。

「やられる方は初めてですからご心配でしょうが、やる方はいつもやっていることです。私は術者の先生をよく存じ上げていますが、どこの誰よりも名人です」。そしてこう付け加える。「昨日も、同じように心配だと脅えていたお婆ちゃんがいましたが、全然なんともなく検査が終わって、拍子抜けしたみたいでしたよ。検査結果も問題なくて、さっきニコニコしながら退院されました」

15 「何もできなくなった」とき

慰めるという仕事

研修医諸君、唐突な質問だが、医者とはなんだろうか。もうちょっと質問を具体的にすれば、医者がやるべき仕事とはなんなのだろう。

有名なものとしては、次に掲げる言葉が挙げられる。このオリジナルはヒポクラテスまで遡るという説もあるが、一般的には19世紀に結核療養所を開設したニューヨーク出身の医師、エドワード・トルドー（１８４８～１９１５）の格言として知られている。

To cure sometimes, to relieve often, to comfort always.

「治す」ことは時々しかできない、「和らげる」ことはしばしばできる、「慰める」ことは常にできる。もちろん、その時できることにベストを尽くすのが仕事である、という趣旨であるのは言うまでもない。

トルドー先生の時代からでも百余年が経過した。我々は、かなり多くの病気を「治す」ことができるようになった。

癌の化学療法のごとく、「治す」ことのできない治療は、この分類だと「和らげる」範疇に入るはずだが、それでもその期間がかなり長くなってくると、擬似的に「治す」仕事のように感じられてくる。事実、治療を受ける患者の側も、けっこう「治る」気になってしまっている、という報告は113頁でも紹介した。

そして本来の「和らげる」、つまり症状緩和については、今やほとんどの病態に対して可能である。

こう考えていくと、もしトルドー先生の言葉が「医者の仕事」を表すのだとしたら、その中で「慰める」ことのシェアは相対的に小さくなって当然である。それを嘆くのは偽善と言わねばなるまい。間違いなく、これは「医学の進歩」を反映しているのだ。

しかし、それでもなお、人間は必ず死ぬのであって、最後の最後、「治す」のは不可能で、「和らげる」ことも困難になる時が、必ずやって来る。そして、相対的に少なくなっていたはずの、「慰める」という医者の業務は、トルドー先生の時代と全く同じ絶対量をもって、我々の肩にのしかかってくるのである。

この期に及んで撤退とは

癌の診療をやっていると、何度か「悪い知らせを伝える」という状況に遭遇する。癌の診断や再発の告知以上に、最近我々を最も悩ませるのは、積極的治療の打切りを告げねばならない時である。

癌だと言われても、治らないと念を押されても、そしてそのことを理解していても、患者は死ぬつもりなんて毛頭ない。そして我々も、なんだかんだと「和らげる」もしくは擬似「治す」治療をやっていく。しかしある時、もうこれ以上はどうしても積極的治療をやるべきではない、という状況に陥るのである。すべての不確実性、つまり、「やってみなければ分からない」ということを計算に入れても、それでも「もう無理だ」という病態に直面する。

チェスで使われる用語で、これをツークツヴァンク（Zugzwang：ドイツ語）というそうだ。どういう手を指しても、局面は悪化する。本当は一手パスしたいのだけれど、チェスではそうもいかない。ただ癌診療では「何もしないで、様子を見る」という「一手パス」は、できないことはない。そんな時は往々にしてこれがベストの方策である。しかしこれは、状況を改善させる（可能性をもつ）道筋を断念する、つまり「治す」方へ向かうこと自体を放棄することである。この方向転換は医者も辛いが、患者にとってはもっと受け容れ難い。「治らない」ことは最初から分かっていたはずだ。その上で今までいろいろやってきたのに、この期に及んで撤退しろというのか？　我々はよく、「座して死を待てというのか」と患者から詰め寄られる。

ここにおいて、医者も患者も、「治す」つもりでいることが完全にできなくなる。「治す」幻想が消失したその時には、「和らげる」こともままならなくなってしまっていることが多い。そして、実は我々はそれまでずっと、「慰める」ことも医者の仕事だ、とはあまり考えていなかったことに気がつく。いまさら「これも大事だ」とか持ち出しても、いかにもとってつけたようではないか。

私はこの「ツークツヴァンク」という言葉を、ニューヨークのメモリアル・スローンケタリング癌センターのピーター・バッハ先生の手記で知った。先生は46歳の奥さんを乳癌で亡くされた時のことを書かれている（Bach PB. "The day I started lying to Ruth." New York Magazine, May 6, 2014）。奥さんは肝転移が進行し、肝不全に陥った。水曜日、それでも最後の力を振り絞って、「次はいつ、どういう化学療法をするのか」と担当医に尋ねた。担当医は「血液検査の結果を見て検討する」と逃げた。次の日の木曜日、バッハ先生は携帯で担当医に電話をした。

「奥さんにはもう治療はできない。状態が悪すぎる。やったら死んでしまう」と担当医は言う。「分かっている」とバッハ先生は答える。「オーケー、分かってくれているんだな」

そして担当医もバッハ先生も、奥さんに「もう治療法はない」と言えず、一寸延ばしにしているうちに状態は悪化し、奥さんは死期を悟る。土曜日に息子に遺言をし、日曜日に昏睡に陥る。月曜日の朝、ずっと彼女を抱きしめていたバッハ先生に「I love you」と最期の言葉を残し、亡くなった。

ちなみにピーター・バッハ先生は、抗癌剤のコストが高過ぎる、とその「適正化」を強く主張する医師として有名である。製薬メーカーの金の力が席捲するアメリカでは、稀有な存在と言っていい。そのような良心的な先生をもってしても、「もう何もすることがない」という台詞は、言い難いのである。

他人事でもなんでもない。我々も、末期に近く打つ手が乏しくなってきた患者で、どこか放射線治療の対象となるような病巣が出て来た場合などは、むしろほっとする。がんセンター時代には、そういう時に部長が担当医に向かって、「良かったな、やることがあって」とほとんど自虐的な皮肉を飛ばしていた。

「今でもあなたは私の患者」

もとに戻って、それでは一体、どのように「ツークツヴァンク」と「方向転換」を伝えればいいのだろうか。一つのモデルとなるやり方を、51頁で紹介した、SPIKESというコミュニケーション方法論の開発者であるカナダのロバート・バックマン先生が提示している。その教育ビデオ「癌診療のためのコミュニケーションスキル」の、「緩和ケアへの移行」という項目には積極的治療の打切りの話し方が例示されている。

患者は中年の女性で、当初は積極的治療の中止に強く抵抗し、息子たちのためにも生き続けなければならないのだと主張する。それに対してバックマン先生は、息子さんのことも含めて、ソーシャルワーカーにも相談して、社会的環境を整えると説明する。この際に、「これで社会的状況については手助けすることができる。これは医学的状況を変えることはできないが、しかし……」と、できないことはできないとはっきり言いながら、できることをやっていくのだと強調している。

その他、緩和ケアスタッフとも相談するし、ご希望があれば誰かセカンドオピニオンのために同僚を連れてきても良い、と「あれやこれやをやっていく」のだと話す。

何より、「これで終わりではないのだ」ということを繰り返し明言する。患者は、積極的治療の終了イコールあとは死ぬだけ、みたいに思いがちなのだが、そうではない、まだやることは一杯あるのだと。バックマン先生の言葉を聞いてみよう。

・これで「終わり」なんかではない。決してない。

・私はあなたの担当医であり続ける。あなたが息子さんを見捨てないのと同様、私もあなたを見捨てたりしない。

・まだまだ、あなたのためにできることは沢山ある。

・私を含め、多くの人が役に立つと思う。簡単ではないけれど、これは可能なはずだ。

要するに、今までは抗癌剤などの積極的治療を行ってきた。繰り返すが、「治す」は最初から無理だったとしても、「和らげる」に相当する延命のための方策を、擬似的に「治す」治療のようにやってきたのだ。それは終了するのだが、もう一つの「慰める」だけではなく、症状緩和その他、「和らげる」ために医者がなすべきことはいくつも残っていて、自分はその任務を放棄したわけではない、と力説しているのである。
最後に、バックマン先生はこう付け加える。
・大事なことは、今でもあなたは私の患者で、私は今でもあなたの医者なのです（You are still my patient and I am still your doctor)。いろんな障碍、症状、問題が出てきたら、その都度我々は一つ一つ対処していくのです。
諸君、この「You are still my patient and I am still your doctor」というのは良い言葉だと思わないかね。私は涙が出そうになる。これは、１９８０年代にジェニファー・ラッシュという歌手がヒットさせた「The power of love」の一節、「I am your lady, and you are my man」という歌詞を彷彿とさせる。積極的治療は終わる、だけど私とあなたの関係は何も変わらない、と言い切っているのだ。私は、この台詞を吐かずに、積極的治療の中止を告げることはできないのではないかと思う。少なくとも私にはできそうにない。

ツークツヴァンクの状況になり、それを告げられたところで、多くの患者は、「これで終わりか」と「誤解」する。その「誤解」は、命がもうすぐに消え去るのかという恐怖と、今まで診ていたこの担当医が自分を裏切って去っていく、私はこれからどうなるのだという不安の二つから成る。

前者については、バックマン先生も強調したように、「これで終わりではない」ことを何度も説明するしかないだろう。私もよく、「だからといって明日、死ねるわけでもない」と患者に向かって言うことがある。それでも了解されない場合は、なんのかんのと理由をつけて、「さしあたって」治療を「(無期)延期」する方が得であると納得させて、バッハ先生と奥さんの担当医のように、「引き延ばし」にかかってしまうこともあるのだが。

しかしながら、もっと問題なのは後者の「見捨てられ感」の方である。バッハ先生の奥さんは、治療を打切られても、少なくとも先生に「捨てられる」とは思わないだろうが、普通の患者はそうではない。バックマン先生が患者に対して、「見捨てたりしない」とわざわざ念を押すのは、先手を打ってその恐怖感を打ち消しているのに他ならない。

誰がその役目を

実際のところ、現代の医者の多くは、自分の仕事を、積極的治療のところまで、つまり擬似的に「治す」行為と自分たちにも患者にも思える、「和らげる」の前半部分まで、と考えているのである。たぶん君らもそうだろう。それから先、「和らげる」の後半すなわち症状緩和の部分から「慰める」までは、別の専門家、たとえばホスピスの医者やナースの役目である、と思ってはいやしないか。そうだとしたら患者の「自分は捨てられる」という不安は、強ち《あなが》「誤解」ではない、ということになる。

もちろんこの場合、諸君だって、積極的治療の中止とともに、文字通り患者を放り出すことはないだろう（世の中に、そういうことをやる病院や医者が少なからずあることは残念だが）。それでも、これで治療は終わり、後はホスピスの先生にでも診てもらえ、というのでは、どう理屈をこねようとも、やはり患者からすれば「見捨てられてしまった」と感じて当然である。だからこそ逆に、133頁で紹介した「ジェニーの主治医」のようにこのことに気付いている「優しい」医者は、「患者を見放した」と患者から思われないようにと、必要以上に治療を「引っ張って」しまうのである。

ツークツヴァンクの状態になっているのだがその自覚がない癌患者に、誰が引導を渡し、積極的治療の断念と緩和ケアへの移行を説明するか、という議論が最近、医学雑誌上で行われた（Tolle SW, et al. New Engl J Med 2015; 372: 667）。選択肢は三つ。もともとその患者を診ていた（ただし、癌の診療には直接関わっていない）家庭医、その癌の治療をしていた腫瘍医、そして緩和ケアの専門医である。

普通に考えれば、それまで「その病態」の治療をやってきた腫瘍医が「もうやめよう」と言うべきだと、その一人である私などは思う。しかし938人の医者がアンケートに答えた結果ではその回答は27％に過ぎず、家庭医がイニシアチブをとるべきというものが52％と過半数を占めた。討論内容では、腫瘍医は「次の薬が効くかもしれない」などと姑息的な説明をして、結局患者の状態が悪化した時にはその場におらず、逃げてしまう、という批判もされていて、私にとってはまことに耳が痛い。

しかし、今の日本で、そういう時に頼りになる「家庭医」がどのくらいいるか、というと、甚だ怪しい。開業医の先生方の多くは、もともと糖尿が専門とか、高血圧をやっていたとかいう、それなりの「専門家」である。専門外の「癌末期」にも適切に対応できる、なんて、よほどの能力とモチベーションがないと難しい。「その領域の専門家に相談しろ」と「逃げる」のは、むしろ当然であろう。私は、あらゆる状況に対応してくれる良い「ホームドクター」を探すことは、特定領域の「ゴッドハンド」を見つけ出すよりもずっと難しいと考えている。

だとしたらやはり、それまで診ていた癌なら癌のプロが、たとえ緩和ケアの医者への

「つなぎ」であったとしても、そこに至るまでの面倒をみるより他にないではないか。バックマン先生だって、「自分が全部やる」とは一言も言っていない。いろいろな人に頼むのである。ただし自分もこの場に残る、と言っているのである。

諸君、「自分なんかがその場に残って、何ができるのか」、と考えてはならない。大したことはできない、のは言うまでもない。だがそれは我々ができないのではなく、たぶん誰にもできない。仮にあとは「慰める」だけであっても、我々はそんなのは自分の仕事ではないと言えるほど偉くもないはずだ。なぜなら今までの「仕事」が結果的に不首尾に終わったからこそ、今のツークツヴァンクがあるのだ。今までだって我々は大したことはできなかった。これからだって同じ、そう考えればいいだけではないか。

バージニア大学で婦人科腫瘍を専門とするリンダ・ダスカという先生が、「することが何もなくなった時に何をするか」という題で、学会誌に寄稿している（Duska LR. ASCO Connection, Mar 13, 2014）。「何もすることがなく」なっても、症状のコントロールの他にも、ただ一緒にいる時間を作り、自分と患者の関係が切れていないと示すだけで、それは「何かをしている」のだ。

座って話す、手を握る、写真を見せ合う、世間話をする。患者も自分の家族のことを話し、ダスカ先生も自分の生活や家族のことを話す。時として、患者の方が先生を「心配」してくれる。「何もしなく」ても、医者と患者の双方が「存在」を確認するということが、患者のためというよりも、患者と医者のお互いのためになる。

だから、ケアの主体がホスピスの医者に移行しても、ダスカ先生は、必ず、患者の次の来院日時の予約をとる。その時患者が来られる状態にあるかどうかにかかわらず。このやり方は、内外で、多くのドクターが実践している。

このくそ忙しい最中に、そんな時間が取れるかと、諸君は思うかも知れないが、これも自分の仕事、自分のためと思えばどうということはない。かつて私は、研究用に血液の提供を受けるため、2000人以上の患者に一人一人、15分かけて「説明とお願い」をした。研究の成果とは別に、私の面談技術はこれによって格段に向上したはずだと、私は真面目に考えている。

その場を支配する「人情」

繰り返すが、「何もできなくなった時」には、本当に何もやるべきことがないのではない。しかし、患者にとっては非常な衝撃であり、文字通り「死とまともに向かい合う時」になるのは間違いなかろう。

わが畏友の一人、京都で研究倫理を教えるK子先生は、「そういう時にこそ医者が必要なのだ」と断言する。我々が考える自分の仕事、自分の役割、自分の能力、そういうものがすべて尽きた時こそ、「医者」の出番である、というのだ。K子先生は医者ではないが、だからこそ却って医者の本質が見えるのであろう。

そうした時、「自分の役割は終わった、自分は何もできなくなった」と「正直に白状」してしまい、「ごめんなさい。さようなら」と君は戦線を離脱しようというのか。そして本当に「何もしてもらえなくなった」と絶望に囚われる患者を後に残すのか。そんな、敵前逃亡するような医者が、信用されると思うか。痩我慢でもなんでも、「まだやることはある。私も戦線に残る」と言い張るバックマン先生の強弁こそが、「医者」のあるべき姿勢を示すのではないか。

私は最近の医療における分業化、効率化に対して強い違和感を抱いており、そのことは『医師の一分』に書いた。しかしこの「分業化」については、資源の有効利用、コスト削減、その他さまざまな要素が絡んでいて、何よりも医学と医療の「進歩」に伴うもので、一概に否定することはできない。

ただし、重要なのは、そんなことは「こっち側の都合」であって、我々はそれを「当然のこと」と思ってはならない、という一事である。我々の「本来の」仕事は、トルドー先生の時代から変わっていないはずであり、K子先生が指摘するように、「素人」の患者ももちろんそう考えている。だから、バックマン先生は「You are still my patient and I am still your doctor」と、ラブソングの一節のごとき台詞で、恋人を口説くように念を押すのである。その場を支配する「人情」に、医療の進歩もシステムの近代化も関係はない。

とはいえ勿論、偉そうなことを言っている私も、さまざまな理由で患者を手放して他院へ紹介することは多い。しかしその時は基本的に事務任せにせず、紹介先に自分で直接連絡をし、依頼をすることにしている。そしてその旨を患者に説明して安心させ、万一何かあればそちらの担当医を通してでも連絡をくれるように、と伝えている。

そんなことをすればすぐ患者は舞い戻って来るのではないかって？　ところが案外そうでもない。転院したらしたで、向こうのスタッフもそれなりに親切にやってくれる。またそういうところに頼むのである。患者は、行く前には不安だが、行ってしまえば落ち着くことが多い。だから実際には、連絡して来る患者は10人に一人いるかいないかで、大した仕事にはならない。

だけどそれでは、結局、患者と離れてしまうのではないかって？　それはそうだ。しかし、ラブソングで謳われる「永遠の愛」だって、ほとんどが幻想ではないか。それに比べれば、仮に最終的には他に任せて去って行くとしても、患者に対して「自分はここにいる」ことを保証することが嘘や罪になるとは、私は思わない。


研修医諸君、私の「コミュニケーション論」はここで終了する。コミュニケーション(communication) という単語は、ラテン語のcommunicareから来ているらしく、原義は「共有する」ということだそうである。何を「共有する」のか、というと、当然のことながら情報であろう。

しかしおそらく、それだけではない。「情報の共有」だけであれば、これだけツールの発達した現代、コミュニケーションははるかに円滑になっていないといけないはずであるのに、どうみても状況はそうではない。医療者と患者の相互不信は悪化するばかりで、その相当部分はマスコミなどの「情報ツール」によってもたらされている。

たぶん、ここで問題になるのは「感情の共有」であろう。だからといって私は別に、患者の感覚にどっぷり浸かれと言っているのではない。そんなことは不可能であり、また不適切である。医者は、自分の身内の診療を引き受けてはならない、という大原則はその端的な例である。

そうではないのだが、患者側には、「この医者は自分の方を向いている」と思ってもらわねばならない。そのためには、我々は患者の感情を理解し、また患者にこちらの感覚を理解してもらう必要がある。そしてこれを果たすには、以前にも指摘したことだが、我々には悪魔のごとき完璧な演技はできないから、患者のことがちょっとだけ好きにならないとなかなかうまくいかない。さらにまた、患者にも、こちらに対して少しの好意をもってもらうのが望ましい。まさに恋愛と同じであるのだが、しかし、好意のレベルは「少しだけ」にしておかねばまたトラブルのタネになりかねず、その調整はもっと難しい。

そこに正解はない。けれどもプロフェッショナルであるからには、不完全で不十分なものでも、何らかの「答」を常に出し続けていかねばならない。それが医者の仕事である。いまさら逃げるなよ。

研修医諸君、君達を心から歓迎する。この臨床の泥沼に、ようこそ。

初出　「新潮45」（2014年5月号〜2015年7月号）

里見清一　本名・國頭英夫。日本赤十字社医療センター化学療法科部長。1961（昭和36）年鳥取県生まれ。東京大学医学部卒業後、国立がんセンター中央病院内科などを経て現職。著書に『偽善の医療』など。

Ⓢ新潮新書

638

医者《いしゃ》と患者《かんじゃ》のコミュニケーション論《ろん》

著　者　里見清一《さとみせいいち》

2015年10月20日　発行

発行者　佐　藤　隆　信

発行所　株式会社新潮社

〒162-8711　東京都新宿区矢来町71番地
編集部(03)3266-5430　読者係(03)3266-5111
http://www.shinchosha.co.jp

印刷所　株式会社光邦

製本所　憲専堂製本株式会社

ISBN978-4-10-610638-5　C0247

価格はカバーに表示してあります。

新潮新書

033
口のきき方
梶原しげる

少しは考えてから口をきけ！　テレビや街中から聞えてくる奇妙で耳障りな言葉の数々を、しゃべりのプロが一刀両断。日常会話から考える現代日本語論。

035
モナ・リザは高脂血症だった
肖像画29枚のカルテ
篠田達明

右手指が六本あった秀吉、高血圧症の信長、G・馬場顔負けの巨人だった宮本武蔵、アレクサンダー大王は筋性斜頸……。現代医学が語るもう一つの人物伝。

061
死の壁
養老孟司

死といかに向きあうか。なぜ人を殺してはいけないのか。「死」に関する様々なテーマから、生きるための知恵を考える。『バカの壁』に続く養老孟司、新潮新書第二弾。

135
コクと旨味の秘密
伏木　亨

「ネズミはビールにコクを求める」「牧場のミルクが旨い理由」「男性生殖器と口内の関連」――コクの正体を科学の目で探ると美味しさの秘密が見えてきた。

137
人は見た目が9割
竹内一郎

言葉よりも雄弁な仕草、目つき、匂い、色、距離、温度……。心理学、社会学からマンガ、演劇のノウハウまで駆使した日本人のための「非言語コミュニケーション」入門！